汉竹编著·健康爱家系列

主编 陆亚麟 杨胜亚

对症按摩

常用穴位 一学就会

江苏凤凰科学技术出版社

全国百佳图书出版单位

·南京·

图书在版编目（CIP）数据

常用穴位对症按摩一学就会 / 陆亚麟等主编 . — 南京 : 江苏凤凰科学技术出版社，2022.6（2024.04 重印）
（汉竹·健康爱家系列）
ISBN 978-7-5713-2812-2

Ⅰ . ①常… Ⅱ . ①陆… Ⅲ . ①经络 – 穴位按压疗法 – 图解 Ⅳ . ① R224.1-64

中国版本图书馆 CIP 数据核字（2022）第 033534 号

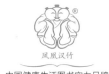

凤凰汉竹

中国健康生活图书实力品牌

常用穴位对症按摩一学就会

主　　　编	陆亚麟　杨胜亚	
编　　　著	汉　竹	
责任编辑	刘玉锋　黄翠香	
特邀编辑	蒋静丽　张金柱	
责任校对	仲　敏	
责任监制	刘文洋	

出版发行	江苏凤凰科学技术出版社
出版社地址	南京市湖南路 1 号 A 楼，邮编：210009
出版社网址	http://www.pspress.cn
印　　刷	合肥精艺印刷有限公司

开　　本	720 mm×1 000 mm　1/16
印　　张	12
字　　数	240 000
版　　次	2022 年 6 月第 1 版
印　　次	2024 年 4 月第 6 次印刷

标准书号	ISBN 978-7-5713-2812-2
定　　价	39.80 元

图书如有印装质量问题，可向我社印务部调换。

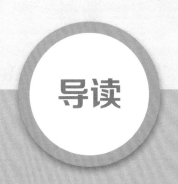

导读

哪些穴位是临床经常用到的?

哪些穴位可以有效止痛?

身体出了小毛病如何对症按摩?

......

很多人想用中医按摩调理疾病,但是感觉穴位太多太难无从下手。其实,穴位按摩是比较适合居家保健的一种中医疗法,不需要精通中医,也不需要记住所有穴位,就能达到祛病强身的效果。

穴位在精不在多,只要记住临床上常用的一些经验效穴,学会一些基本的按摩方法,当身体出现一些问题的时候,不需要排队、挂号去医院,自己在家也能轻松调理,这就是中医的魅力!

本书秉着方便读者操作的原则,从14条经络和经外奇穴中精选了临床上较为常用且患者反馈较好的经验效穴,从取穴、功效、主治疾病、用法等几个方面,对这些穴位进行全面解析,只有了解穴位,才能用好穴位。另外,本书从四季养生、保养五脏气血、缓解疾病几个方面,搭配有效穴位,解读穴位功效,图解按摩方法,并且有专业医师进行视频演示操作,一步一步教你学会穴位按摩。

求医不如求己,懂得一些医学知识,无论是平时养生保健,还是防病治病,我们都能自己当医生,为自己和家人的健康负责!

目录

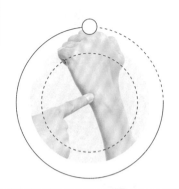

第一章 说清楚经络穴位

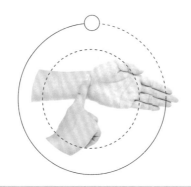

第二章

经络中隐藏的常用穴

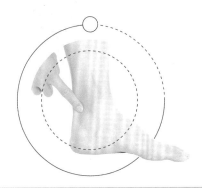

第三章

守五脏、补气血常用穴

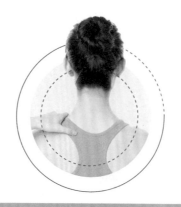

第四章

对症按摩，一按见效

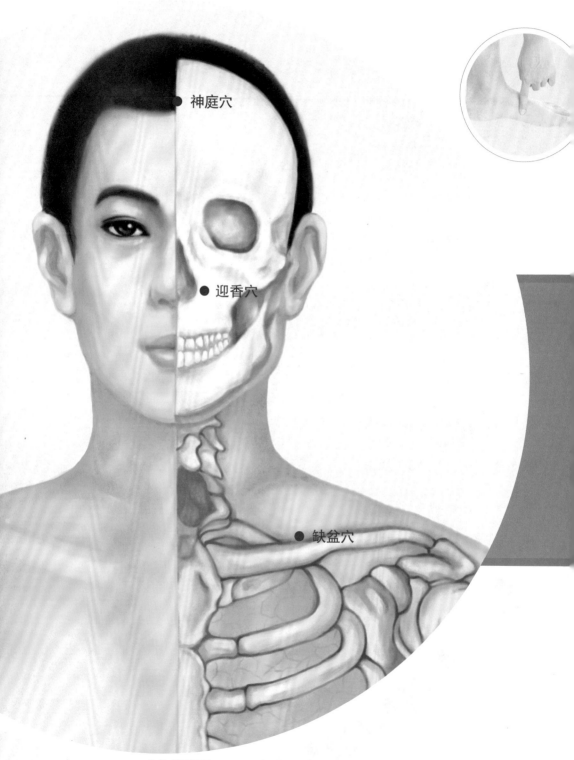

神庭穴

迎香穴

缺盆穴

穴位骨骼图

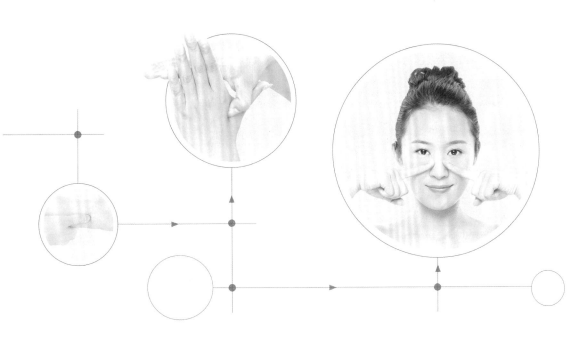

第一章
说清楚经络穴位

经络穴位对人体有什么作用？经络在人体中是如何分布的？找穴取穴有什么技巧？常用的按摩手法都有哪些？本章主要介绍了经络穴位的基础知识，涵盖了取穴技巧、按摩手法以及按摩的注意事项，只有掌握好这些基本技巧，按摩操作才能事半功倍。

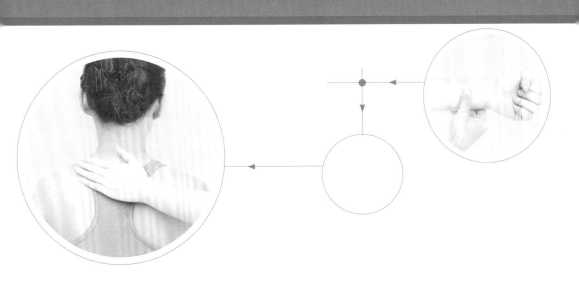

经络——联系五脏六腑的通道

什么是经络

经络，即人体气血运行的通道。其中，大的、纵行的、主干条的称为"经"；小的、横行的、支线条的称为"络"；两者相合统称为"经络"。正是由于经络"内属于脏腑，外络于肢节"，具有连贯全身的功能，才使人体成为一个有机的、不可分割的整体。如果将人体比作城市，那么脏腑就是城市的"发电厂"，经络则是输送电流的"高压线"，任何一路高压线断裂或者故障则会导致相应的区域"断电"，因此我们必须要保持经络这条"线路"的通畅！

经络都有哪些作用

● 联络脏腑，沟通内外

人体的五脏六腑、四肢百骸、五官九窍、皮肉筋骨等组织器官，之所以能保持相对的协调与统一，完成正常的生理活动，主要靠经络系统的联络沟通。

● 运行气血，濡养全身

气血是人体生命活动的物质基础，全身各组织器官只有得到气血的滋养和濡润，才能完成正常的生理功能。经络是人体气血运行的通道，能将营养物质输送到全身各组织脏器中，使脏腑组织得到滋养，筋骨得以濡润，关节得以通利，从而使人体保持健康状态。

经络是怎样分布和组成的

经络主要包括经脉和络脉。经脉有十二经脉（十二正经）、奇经八脉以及附属于十二经脉的十二经别、十二经筋、十二皮部；络脉包括十五络脉和难以计数的浮络、孙络等。经络彼此连接、相互联系，将人体的四肢百骸、五脏六腑联络起来。人体通过经络系统调节气血阴阳，从而使机体保持相对平衡。

十二正经

十二正经比较常用，按照阴阳可以分为手三阴经、手三阳经、足三阳经和足三阴经4类。手三阴经从胸走手，手三阳经从手走头，足三阳经从头走足，足三阴经从足、腹到胸。右图为十二正经循行方向规律图。

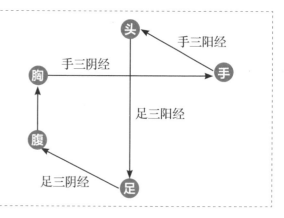

奇经八脉

奇经八脉，是指比较特殊的、与十二正经不同的 8 条经脉，"奇"有奇特、奇异的意思。人体的经络系统就像是地表江河湖海，有协调阴阳的作用。奇经八脉包括督脉、任脉、带脉、冲脉、阴跷脉、阳跷脉、阴维脉、阳维脉，共 8 条。

十二经别

十二经别是从十二经脉分出、分布于胸腹和头部、起沟通作用的支脉，一般多从四肢肘膝上下的正经分出，分布于胸腹腔和头部。十二经别沟通了表里两经，加强了经脉和脏腑的联系。

十二经筋

十二经筋是指十二经脉之气所濡养的筋肉，随同经脉结聚散布于四肢、头身，分布范围与十二经脉大体一致。全身筋肉按经络分布部位同样可分成手足三阴三阳，即十二经筋。十二经筋可以联络筋肉，约束骨骼，有利于关节的屈伸，保持人体正常的运动功能。

十五络脉

"络"有联络、散布的意思，十二经络和任脉、督脉各自分出一络，加上脾之大络共 15 条，称为十五络脉，十五络脉加强了十二经的联系，沟通了全身的经脉之气。

十二皮部

十二皮部是十二经脉功能活动反映于体表的部位，属于十二经脉及其络脉之气的散布部位。体表皮肤按手足三阴三阳划分，即形成十二皮部。十二皮部居于人体外层，具有抵御外邪、保卫机体和反映病候、协助诊断的作用。

穴位——防病养生的关键点

就人体来说，穴位是经气在经脉中行走时经过的孔隙洞穴在体表的反应点。也就是说，穴位是经络气血会合、输注、渗灌的部位，是体表与深部组织器官密切联系、互相疏通的特殊部位。腧穴既是疾病的反应点，又是针灸的治疗部位。当人生病时，其相对应的穴位会做出一定程度的反应和提示。例如，背部心俞穴、肺俞穴处若发生剧烈疼痛，则往往提示胸腔器官存在心肺或其他相关疾病的可能，同时对心俞穴、肺俞穴进行刺激，也可以起到防病保健的作用。

穴位都有什么作用

▶ 预防疾病

穴位是脏腑、经络气血出入的特殊部位，因此既可以通过穴位察觉异常，发现疾病，又可以调理疾病。在穴位处施以各种按摩手法时，各种刺激通过穴位、经脉传入体内，从而激发人体的正气，协调平衡阴阳，达到预防和辅助治疗疾病的目的。

▶ 近治作用

穴位能缓解该穴所在部位及邻近组织器官的病症，如上肢病痛可取肩井穴、曲池穴、合谷穴等；下肢病痛可取环跳穴、委中穴等。

▶ 远治作用

在十四经穴中，尤其是十二正经在四肢肘膝以下的穴位，不仅能改善局部病症，而且能改善本经循行所涉及的远隔部位的组织、器官的病症，甚至可以改善全身疾患。因此，对十四经在四肢肘膝以下的穴位施行刺激，可缓解本经循行所经过的远隔部位的组织、器官、脏腑疾病，还可用于全身性远端治疗。

▶ 双向调节作用

双向调节作用是指刺激穴位后，由于机体所处的功能状态不同，可以起到不同的调节作用，如刺激天枢穴，对于腹泻的患者能止泻，对于便秘的患者能通便。穴位的这种双向性调节作用，与机体的功能状态和刺激手法有一定的关系。

常用穴位都有哪些

　　人体的穴位很多，通常情况下，可以把穴位分为3类：十四经穴、经外奇穴和阿是穴。

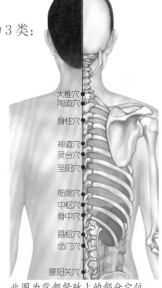

此图为背部督脉上的部分穴位。

▼ **十四经穴**

　　十四经穴是十二正经加上任督二脉上的经穴，简称"经穴"，是穴位中主要的部分。十四经脉上的穴位有单穴和双穴之分，经穴有固定的经脉、名称和位置，同一条经脉上的穴位，均有缓解本经疾病的作用。其中十二正经穴位均为左右对称，为双穴，而任脉和督脉上的穴位分布于前后正中线上，一名一穴，为单穴。

▼ **经外奇穴**

　　经外奇穴是指这些穴位对某些疾病确有疗效，也有固定的名称和位置，但因未归纳到十四经脉系统的穴位里面，故称为十四经脉以外有"奇效"的穴位，简称"经外奇穴"。这些穴位的调理范围比较单一、特殊，如头面部的太阳穴、小腿上调理急性阑尾炎的阑尾穴等。有的奇穴并不是一个穴位，而是多个穴位的组合，如十宣穴、八邪穴等穴位。

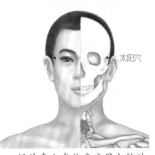

经外奇穴在临床应用上针对性较强，如太阳穴治目赤。

▼ **阿是穴**

　　阿是穴一般随病而定，当按压某一局部时患者反应敏感，出现疼痛、酸胀，发出"啊"的声音，"啊"处即作为施术的穴位，故称阿是穴。阿是穴亦称"压痛穴"，通常是指该处既不是经穴，也不是奇穴，只是按压痛点取穴。这些穴位没有固定位置，而是随压痛点或其他反应点而定的。阿是穴多在病变附近，也可在与其距离较远处，因其没有固定的部位，又被称为"不定穴"。

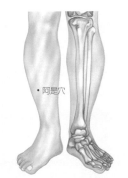

阿是穴是治病的较佳刺激点，被广泛应用于中医领域。

找穴取穴有妙招

找准穴位的窍门

很多人喜欢按摩穴位来保养身体，但是不知道穴位在哪个位置，不会取穴；有些人知道穴位大概的位置，但不能准确地找到穴位。其实，找穴并不是一件特别难的事情，只要掌握了取穴的方法窍门，就能又快又准地找到穴位。

▶ 明确穴位集中的部位

穴位的分布是有一定规律的，预先了解穴位集中的位置，找起来就简单了。常见的穴位集中在以下部位。

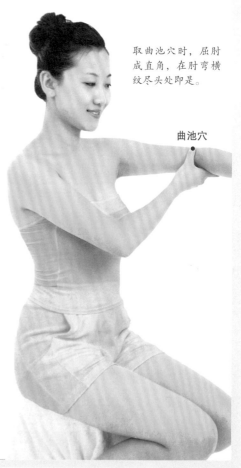

取曲池穴时，屈肘成直角，在肘弯横纹尽头处即是。

曲池穴

● 肌肉与肌肉之间、肌肉与骨骼之间、骨骼与骨骼之间的缝隙。

● 肌肉或骨骼凹陷处的正中间。

● 脊柱两侧。

● 椎骨与椎骨之间。

● 神经或血管离皮肤近的地方。

● 骨头突出部位附近，如内踝骨最高点后方即为太溪穴。

● 关节附近，如肘关节附近有曲池穴。

● 能摸到脉搏的地方，如喉结的两侧、腘窝等处。

▶ 观察找到穴位时的表现

穴位是经络的敏感点和功能点，因此，当找到穴位时，可感觉和周边部位有所不同，也会有一些具体表现。

● 当手指触压到穴位时会感觉特别柔软，仿佛里面有个凹洞。
● 随着手指力量集中到穴位点，会产生轻微酸麻的感觉，感觉较敏锐的人甚至会觉得指压处有轻微的温热。

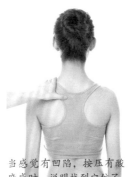

当感觉有凹陷，按压有酸麻感时，说明找到穴位了。

▶ 注意身体异常时穴位的反应

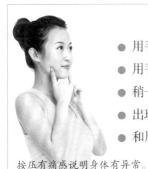

● 用手指按压，会有痛感（压痛）。
● 用手指触摸有硬块（硬结）。
● 稍一刺激，皮肤便会刺痒（感觉敏感）。
● 出现黑痣、色斑（色素沉着）。
● 和周围的皮肤存在温度差（温度变化）。

当身体有异常时，脏腑、经络就会有所反应，进而传导到穴位上。

按压有痛感说明身体有异常。

▶ 巧用手指及辅助工具取穴

人体各个部位的大小因人而异，差别很大，但取穴有一个大致的标准，一般是采用手指的宽度辅助测量。

● **触法：** 用手指触摸皮肤表面，有刺痛感、麻胀感的位置就是穴位。
● **捏法：** 用拇指和食指轻轻捏起皮肤，有痛感或麻胀感的位置就是穴位。
● **按法：** 用拇指、食指或中指的指腹垂直按压皮肤，酸胀、发硬、有压痛或紧张感的位置就是穴位。

为了更准确地确定某些穴位的位置，还可用辅助工具，如用尺子来找与脐同高的穴位。

快速取穴的方法

▶ 体表标志取穴法

体表标志取穴法以体表解剖学的各种体表标志为依据来确定穴位，可分为固定标志和活动标志 2 种。应用体表标志取穴法首先需要确定常用的体表定穴标志。

固定标志： 各部位由骨节和肌肉所形成的突起、凹陷及五官轮廓、发际、指（趾）甲、乳头、脐窝等是在自然姿势下可见的标志。如两眉间取印堂穴、两乳头间取膻中穴、腓骨头（位于小腿外侧部）前下方凹陷处取阳陵泉穴。

活动标志： 各部位的关节、肌腱、肌肉、皮肤在活动过程中出现的空隙、凹陷、皱纹、尖端等处，是在活动姿势下才会出现的标志。如屈肘时在肘横纹外侧凹陷处取曲池穴，张口时在耳屏与颞下颌关节之间的凹陷处取听宫穴。

▶ 骨度分寸取穴法

骨度分寸取穴法，即以骨节为主要标志测量周身各部位的大小、长短，并依其比例折算出尺寸，依此作为腧穴定位的方法。以《灵枢·骨度》规定的人体各部分的分寸为基础，结合历代学者创用的折量分寸（将设定的两骨节点之间的长度折量为一定的等分，每 1 等分为 1 寸，10 等分为 1 尺），作为定穴依据。任何人，只要部位相同，寸数便相同，均可按照此标准测量。

骨度折量寸表

部位	起止点	骨度（寸）	度量
头面部	前发际正中至后发际正中	12	直寸
	眉间（印堂穴）至前发际正中	3	直寸
	两额角发际（头维穴）之间	9	横寸
	耳后两乳突（完骨）之间	9	横寸
胸腹胁部	剑胸结合中点（歧骨）至脐中（神阙穴）	8	直寸
	脐中（神阙穴）至耻骨联合上缘（曲骨穴）	5	直寸
	两乳头之间	8	横寸

（续表）

部位	起止点	骨度（寸）	度量
背腰部	肩胛骨内侧缘至后正中线	3	横寸
上肢部	腋前、腋后纹头至肘横纹（平尺骨鹰嘴）	9	直寸
	肘横纹（平尺骨鹰嘴）至腕掌（背）侧远端横纹	12	直寸
下肢部	胫骨内侧髁下方（阴陵泉穴）至内踝尖	13	直寸
	股骨大转子至腘横纹（平髌尖）	19	直寸
	腘横纹（平髌尖）至外踝尖	16	直寸

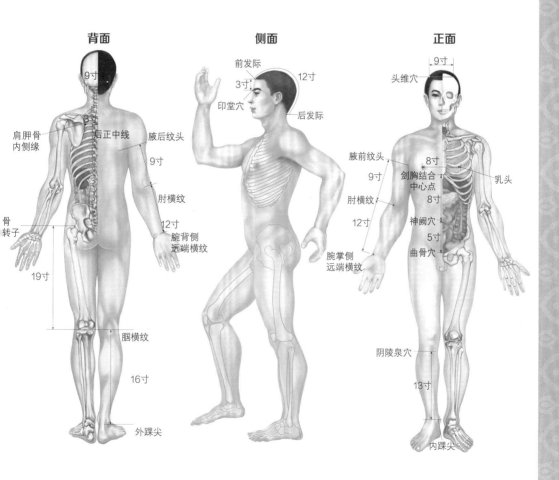

骨度分寸取穴骨骼图

▶ 手指同身寸取穴法

手指同身寸取穴法是一种简易的取穴方法，即依照被取穴者本人手指的长度和宽度为标准来取穴。

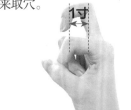 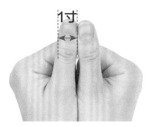 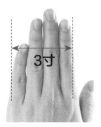

中指同身寸： 以被取穴者中指中节屈曲时内侧两端纹头之间距离为1寸。此法可用于腰背部和四肢等部位的取穴。

拇指同身寸： 以被取穴者拇指指间关节的横向宽度为1寸。此法常用于四肢部位的取穴。

横指同身寸： 又称"一夫法"，将被取穴者的食指、中指、无名指、小指并拢，以中指中节横纹处为标准，四指的宽度为3寸。

▶ 简易取穴法

简易取穴法是临床上常用的一种简便易行的取穴法，虽然不适用于所有的穴位，但是操作方便，容易记忆。

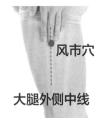 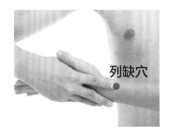 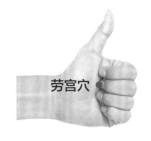

风市穴： 在大腿外侧部中线上直立垂手，手掌并拢伸直，中指指尖处即是。

列缺穴： 两手虎口相交，一只手食指压另一只手桡骨茎突上，食指尖到达处即是。

劳宫穴： 握拳，中指指尖压在掌心的第1横纹处即是。

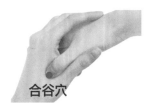 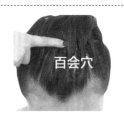 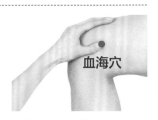

合谷穴： 以一只手拇指指间横纹对准另一只手拇指、食指之间的指蹼，指尖点到处即是。

百会穴： 两耳尖与头正中线相交处，按压有凹陷处即是。

血海穴： 屈膝90°，手掌伏于膝盖上，拇指与其他四指成45°，拇指指尖处即是。

按摩的常用手法

　　按摩手法是指施术者进行操作的动作，可以用手指、手掌、肘部以及身体的其他部位作用于受术者的体表，通过施以一定的力度，对患者疾病进行辅助治疗的手段。

　　按摩手法的种类很多，如按法、摩法、推法、拿法等，在实际应用中常常把 2 种或多种手法结合起来，形成各种复合手法，如揉法常与按法、点法、掐法等结合，组成按揉法、点揉法、掐揉法等。其他复合手法还有捏拿法、捏揉法、拔伸法等。虽然按摩手法复杂繁多，但都有共同的要求，即持久、有力、均匀、柔和。为了方便学习和使用，现列举以下几种常用的基本手法。

摩法

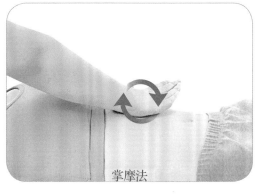

掌摩法

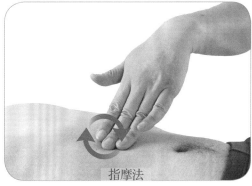

指摩法

　　用手指或手掌在体表部位做节律性的环形平移摩擦的手法。

● **掌摩法：** 用掌面附着于一定部位，以腕关节为中心，连同前臂做节律性的环旋运动。

● **指摩法：** 食指、中指、无名指并拢，用此三指指腹附着于一定部位，以腕关节为中心，连同掌、指做节律性的环旋运动。

> **操作要点** 肘关节自然屈曲，腕部放松，指掌自然伸直，动作要缓和而协调，频率为80~100 次 / 分钟。摩法只与皮肤表面发生摩擦，与揉法不同。

> **按摩功效** 轻柔缓和，适用于头面、胸腹、四肢。摩法具有和中理气、消积导滞的作用。

擦法

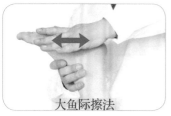
大鱼际擦法

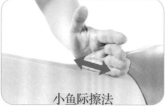
小鱼际擦法

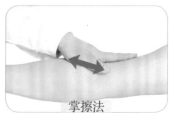
掌擦法

擦法指用手掌的大鱼际、掌根或小鱼际附着在一定部位，沿直线往返摩擦的手法。

● **大鱼际擦法：** 手指并拢微屈成虚掌，用大鱼际及掌根部紧贴皮肤做直线往返摩擦，连续反复操作，以透热为度。此法用于四肢部、腰骶部。

● **小鱼际擦法：** 手掌伸直，用小鱼际的尺侧部紧贴皮肤，做直线往返摩擦，反复操作，以透热为度。此法用于腰骶部、四肢部、脊柱两侧。

● **掌擦法：** 手掌自然伸直，紧贴于皮肤，做直线往返摩擦，反复操作，以皮肤透热为度。此法用于胸腹部、四肢部、肩背部。

| **操作要点** | 腕关节要伸直，使前臂与手接近相平；紧贴体表，擦动幅度要大。擦法本身不带动皮下组织运动，只是在体表摩擦。频率为80~100次/分钟。 |
| **按摩功效** | 擦法是一种柔和温热的刺激，可用于身体各部位。本法可行气活血、温通经络、健脾和胃、消肿止痛。 |

揉法

揉法是指用手指、手掌或鱼际部在体表穴位处做轻柔缓和的揉动的手法。分为掌揉法和指揉法。

● **掌揉法：** 用手掌大鱼际或掌根着力于一定部位，腕部放松，以肘部为支点，前臂主动摆动，带动腕部做轻柔缓和的环旋动作。

● **指揉法：** 用手指指腹着力于一定的部位，腕部放松，以肘部为支点，前臂做主动摆动，带动腕和手指做轻柔缓和的环旋动作。

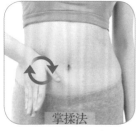
掌揉法

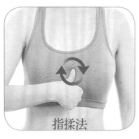
指揉法

| **操作要点** | 用力要轻柔，动作要协调而有节律，手指手掌带动皮肤及皮下组织运动80~120次/分钟。轻柔缓和，刺激量小，适用于全身。 |
| **按摩功效** | 此法具有宽胸理气、消积导滞、活血化瘀的作用。 |

推法

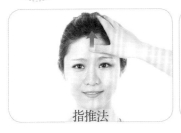

指推法

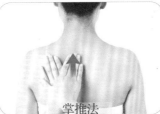

掌推法

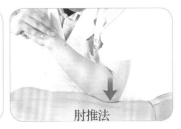

肘推法

推法指用指、掌或肘着力于一定的部位，进行单方向的直线移动的手法。用指推是指推法，用掌推是掌推法，用肘推是肘推法。

● **指推法：** 适用于肩背部、胸腹部、腰臀部及四肢部。一般频次为50~60次/分钟。

● **掌推法：** 适用于面积较大的部位，如腰背部、胸腹部及大腿部等。

● **肘推法：** 刺激较强，适用于脊柱两侧华佗夹脊穴及大腿后侧，常用于体形壮实，肌肉丰厚，以及脊柱强直或感觉迟钝的患者。

操作要点
操作向下的压力要适中、均匀。用力深沉平稳，呈直线移动，不可歪斜。推进的速度宜缓慢均匀。肘推法作用于脊柱两侧时，施术部位要紧挨脊柱两侧，不可远离脊柱，以免造成肋骨及腰椎横突骨折。

按摩功效
推法具有行气止痛、温经活络、调和气血的作用。推法适用于全身各部位。

搓法

搓法指用双手掌面夹住一定的部位，相对用力地快速来回搓动，同时做上下往返运动的手法。频率为80~120次/分钟。

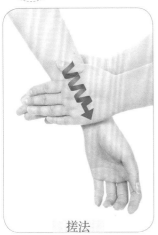

搓法

操作要点
操作时用力要均匀，方向相反；搓揉动作要快，操作时快搓慢移；搓揉动作要灵活而连贯。

按摩功效
搓法适用于腰背部、胸胁部及四肢部，其中以上肢较为常见。本法具有调和气血、舒筋通络、放松肌肉的作用。

按法

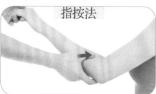
指按法

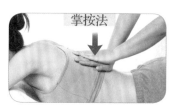
掌按法

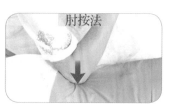
肘按法

　　按法指用手指、手掌掌根或肘部按压体表或穴位，由浅而深逐渐用力反复按压、深压的一种手法，主要有指按法、掌按法、肘按法3种。

● **指按法：**用拇指指端或指腹垂直向下按压体表。

● **掌按法：**用单掌或双掌，也可用双掌重叠按压体表。还可用掌根着力，向下按压患者体表。

● **肘按法：**肘关节屈曲，以肘关节尺骨鹰嘴突起部着力于施术部位用力按压。

操作要点	着力部位要紧贴体表，力度由轻到重，当所按部位有酸胀感时停留3~10秒，反复3~5次。	**按摩功效**	指按法适用于全身；掌按法常用于腰背部和腹部；肘按法常用于臀部、大腿后侧等肌肉丰厚处。本法具有放松肌肉、疏通经络、活血止痛的作用。

点法

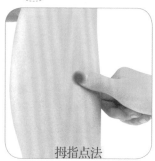
拇指点法

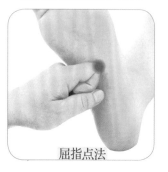
屈指点法

　　点法指用指端或指间关节等突起部位，固定于体表某个部位或穴位上用重力按压人体深层组织的方法。点法包括拇指点法和屈指点法2种。

● **拇指点法：**用拇指指端点按在施术部位的穴位上，拇指指端着力，点按时拇指与施术部位呈60°~90°角。

● **屈指点法：**可屈拇指，用拇指指间关节桡侧点压体表；也可屈食指，用食指近侧指间关节点压体表。

操作要点	垂直用力，逐渐加重；操作时间宜短，5~10秒，点到而止，反复3~5次；忌用暴力。点完后可配合揉法以缓解疼痛，避免瘀血。
按摩功效	点法作用面积小，刺激量大，可用于全身穴位。本法具有疏通经络、调理脏腑、活血止痛的作用。

拿法

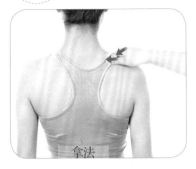

拿法

操作要点	用力由轻到重，动作要缓和而连贯。指间关节相对用力，拿起局部肌肉停留片刻后松开，如此反复操作数次。
按摩功效	拿法常配合其他手法，适用于头部、颈项部、肩部和四肢部。本法具有祛风散寒、开窍止痛、舒筋通络的作用。

拿法指分别用拇指和食指、中指，或用拇指和其余四指相对用力，在一定的部位和穴位上进行节律性的提捏。

捏法

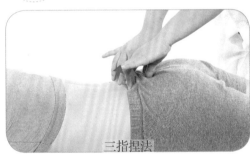

三指捏法

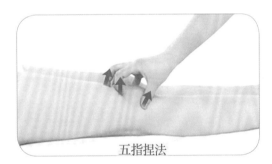

五指捏法

捏法有三指捏法和五指捏法2种。

● **三指捏法：** 用拇指与食指、中指两指指腹夹住肢体，相对用力挤压。

● **五指捏法：** 用拇指与其余四指指腹夹住肢体，相对用力挤压。在相对用力挤压时要循序而下，均匀而有节律性。

操作要点	相对用力，由轻而重。腕关节放松，手法灵活，不可用蛮力。
按摩功效	捏法适用于头部、颈项部、四肢部及背脊部位。本法具有舒筋通络、行气活血的作用。

掐法

掐法是用手指指甲按压穴位的手法。拇指微屈，以拇指指甲着力于体表穴位进行按压。

掐法

操作要点	操作时垂直用力按压，不能抠动，以免掐破皮肤；掐后常继以揉法，以缓和刺激；不宜做反复长时间的操作。重复掐3~5次即可。
按摩功效	掐法常用于人中等感觉较敏锐的穴位。本法具有开窍醒脑、回阳救逆、疏通经络、运行气血的作用。

拍法

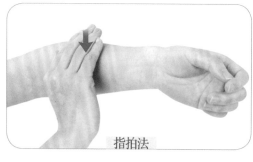

指拍法

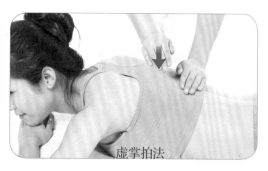

虚掌拍法

拍法是用手指或手掌平稳而有节奏地拍打体表的手法。

● **指拍法：**食指、中指、无名指、小指四指指腹并拢，拍打体表穴位或部位。

● **虚掌拍法：**用虚掌拍打体表部位。

操作要点	腕关节放松，摆动灵活；动作连续而有节律，不可忽快忽慢；指掌同时用力，避免抽拖的动作。轻拍以皮肤发红、发热为度；中重度拍一般不超过10次。	按摩功效	拍法适用于肩背部、腰臀部及下肢等部位，常配合其他手法治疗，可舒筋通络、行气活血。

击法

击法是用拳背、掌根、掌侧小鱼际或指端叩击体表的手法。击法主要包括拳击法、掌击法、侧击法和指尖击法。

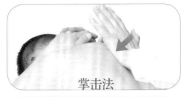

拳击法

- **拳击法：** 手握空拳，腕伸直，用拳背平击体表。
- **掌击法：** 手指自然松开，腕伸直，用掌根部叩击体表。

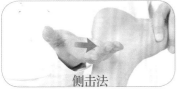

掌击法

- **侧击法：** 手指自然伸直，腕略背屈，用单手或双手小鱼际击打体表。

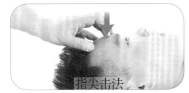

侧击法

- **指尖击法：** 用手指指端击打体表，如雨点下落。

操作要点 用力要快速而短暂，垂直叩击体表，在叩击体表时不能有拖抽动作，速度要均匀而有节奏。一个部位击打 5~10 次即可。

指尖击法

按摩功效 拳击法常用于腰背部；掌击法常用于头顶、腰臀部及四肢部；侧击法常用于腰背部及四肢部；指尖击法常用于头面部、胸腹部。本法有舒筋活络、调和气血的作用。

滚法

用第五掌指关节背侧吸附于治疗部位，将腕关节的伸屈动作与前臂的旋转运动相结合，使小鱼际与手背在治疗部位上做持续不断的来回滚动的手法。

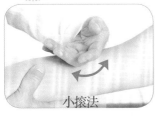

小滚法

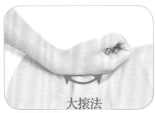

大滚法

- **大滚法：** 以小鱼际和手背在施术部位上做连续不断的滚动。
- **小滚法：** 以小指、无名指、中指及小指的第1节指背在施术部位上做连续不断的滚动。

操作要点 肩、臂尽可能放松，腕关节放松，手指自然弯曲；要在治疗部位上滚动，不要拖动或空转。频率 120~160 次 / 分钟。

按摩功效 此法压力大，接触面积大，适用于肩背、腰臀及四肢等肌肉较丰厚的部位，具有舒筋活血、滑利关节，缓解肌肉、韧带痉挛的作用。

穴位按摩的注意事项和禁忌证

按摩调理各科疾病比较安全、可靠，但做保健按摩时还应注意以下问题，以免出现不良反应和意外。

● 家庭按摩一定要在明确诊断的基础上进行，禁止不明病情、不分穴位、不通手法就进行按摩。对于病情较重者，按摩应慎重。一是不要无根据地做此决定；二是不要马上停药或停止原来的治疗，待病情好转后再考虑自我按摩，以免延误病情。

● 按摩前按摩者一定要修剪指甲，不戴戒指、手链、手表等硬物，以免划破皮肤，并注意按摩前后个人的卫生清洁。

● 按摩时要保持一定的室温、清洁、肃静的环境，既不可过冷，也不可过热，以防感冒和影响按摩。

注意这些，按摩更安全

● 患者在过于饥饿、饱胀、疲劳、精神紧张时，以及在大怒、大喜、大恐、大悲等情绪激动的情况下，不要立即进行按摩。

★ 为了避免按摩时过度刺激被按摩部位暴露的皮肤，可以选用一些皮肤润滑剂，如爽身粉、按摩膏、凡士林等，按摩时涂在被按摩部位的皮肤上，然后再进行按摩。

● 外耳患有炎症，如湿疹、溃疡、冻疮等时，暂不宜用耳部反射区疗法，待其痊愈后再进行耳部反射区的按摩。

★ 按摩时用力适中，先轻后重，由浅入深，严禁用暴力或蛮力损伤皮肤筋骨；手法应协调柔和，切忌生硬粗暴。

● 按摩时要随时调整姿势，使被按摩者处于一个合适松弛的体位上，从而有利于按摩的持久。

按摩时一定要牢记这些禁忌证

为避免引起不良后果，在下列情况下不宜进行按摩。

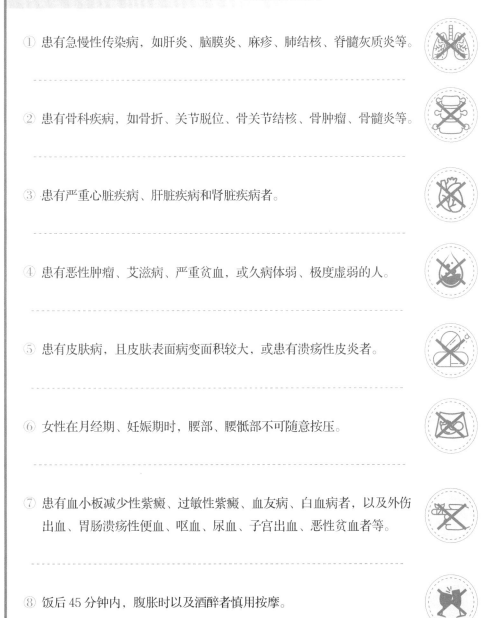

① 患有急慢性传染病，如肝炎、脑膜炎、麻疹、肺结核、脊髓灰质炎等。

② 患有骨科疾病，如骨折、关节脱位、骨关节结核、骨肿瘤、骨髓炎等。

③ 患有严重心脏疾病、肝脏疾病和肾脏疾病者。

④ 患有恶性肿瘤、艾滋病、严重贫血，或久病体弱、极度虚弱的人。

⑤ 患有皮肤病，且皮肤表面病变面积较大，或患有溃疡性皮炎者。

⑥ 女性在月经期、妊娠期时，腰部、腰骶部不可随意按压。

⑦ 患有血小板减少性紫癜、过敏性紫癜、血友病、白血病者，以及外伤出血、胃肠溃疡性便血、呕血、尿血、子宫出血、恶性贫血者等。

⑧ 饭后45分钟内，腹胀时以及酒醉者慎用按摩。

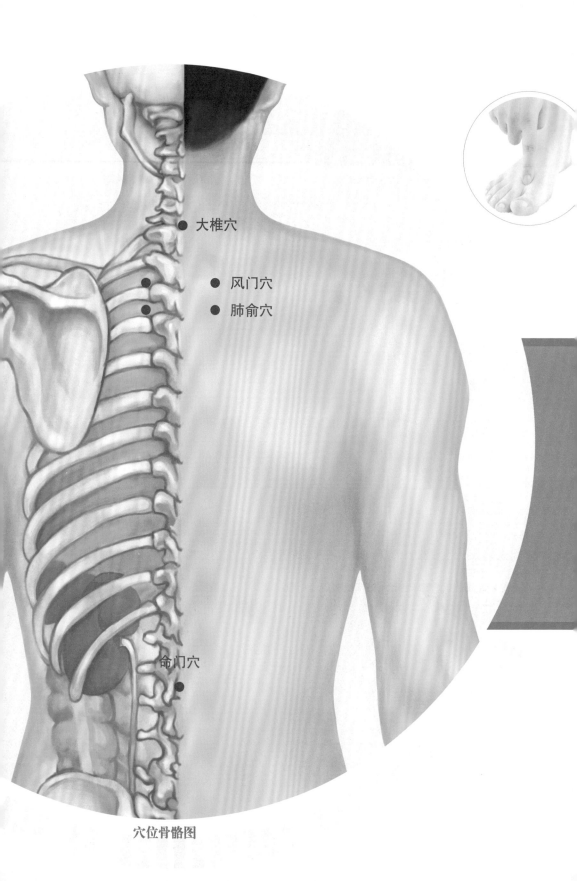

大椎穴

风门穴

肺俞穴

命门穴

穴位骨骼图

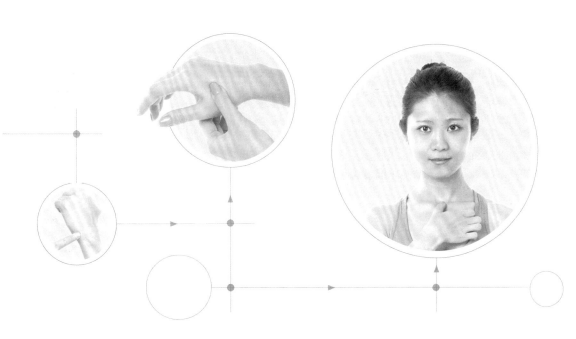

第二章
经络中隐藏的常用穴

经络"内属于脏腑，外络于肢节"，连贯全身的功能，使人体成为一个有机的、不可分割的整体。本章主要循着 14 条经络的脉络，介绍了每条经络上常用的有效穴位，分别从定位、功效、主治几个方面对穴位进行解析，并介绍了这些常用穴位的按摩手法，让大家在了解这些穴位的基础上，还能更好地应用到实际操作中。

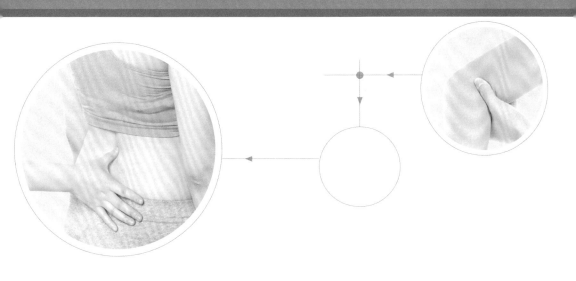

手太阴肺经——人体的"总理"

手太阴肺经是十二经脉循行的起始经脉，经脉的循行与肺相连，并向下与大肠相联络，所以，肺与大肠是相表里的脏腑。肺在五脏六腑中位置很高，呈圆锥形，其叶下垂，很像古时候马车的伞盖，因此有"五脏六腑之华盖"之称。

·肺经上潜伏的疾病·

肺经和肺、大肠、喉咙等器官联系密切，肺经畅通，也就保证了这些相关器官的功能正常。当肺经异常不通时，人的身体就会出现以下疾病。

经络症： 沿肺经循行路线上的麻木、疼痛、发冷、酸胀等异常感觉，一般出现在锁骨上窝、上臂、前臂内侧上缘。

脏腑症： 肺经经气异常会出现胸闷、咳嗽、气喘、气短、心烦不安等症状；又因为肺与口鼻相通，所以也会出现鼻塞、流涕、咽干咽痛、伤风怕冷等症状。

情志病： 肺与悲忧的情绪活动关系密切，所以肺经经气也可以调节情绪异常。肺气虚时，会产生伤心、惆怅等情绪；肺气过盛时，则会产生暴躁、易怒的情绪。

皮肤病： 由于肺经与皮肤的联系，肺经经气异常也会导致皮肤的改变，如一些过敏性皮肤病、色斑、皮肤无光泽等。

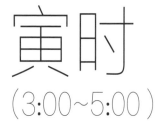

寅时
（3:00~5:00）

寅时肺经当令，经脉气血循行流注至肺经，但此时人们已进入深度睡眠状态，所以该时段不宜进行保养。但可在白天刺激同名经，也就是9:00~11:00足太阴脾经当令的时段，对肺经和脾经进行拍打或按摩，以局部发热为宜，也可起到保养肺经的目的。

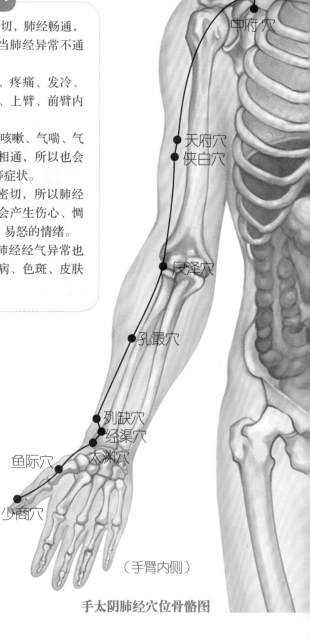

云门穴
中府穴
天府穴
侠白穴
尺泽穴
孔最穴
列缺穴
经渠穴
太渊穴
鱼际穴
少商穴

（手臂内侧）

手太阴肺经穴位骨骼图

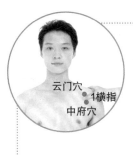

中府穴——肺脏健康的晴雨表

精准定位： 在胸部，横平第1肋间隙，锁骨下窝外侧，前正中线旁开6寸。

快速取穴： 正立，锁骨外侧端下方有一凹陷，该处再向下1横指处即是。

按摩手法： 中府穴下方肌肉偏薄，日常保健建议不要使劲，稍稍施力按揉1~2分钟即可。

穴位解析： 中府穴是肺的募穴，即肺脏气血直接输注的地方，能反映肺的情况，是诊断和缓解肺病的重要穴位之一，经常用来辅助治疗咳嗽、气喘、胸痛等。

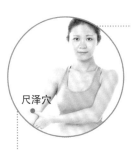

尺泽穴——治热治痛治出血

精准定位： 在肘区，肘横纹上，肱二头肌腱桡侧缘凹陷中。

快速取穴： 先找到肱二头肌肌腱，在其桡侧的肘横纹中取尺泽穴。

按摩手法： 用拇指指腹按压尺泽穴2~3分钟，按压力度可稍大，以局部酸胀为宜。

穴位解析： 尺泽穴有泻热的作用，对肺经热引起的咳嗽、气喘、咳血、潮热、胸部胀满及咽喉肿痛很有疗效。

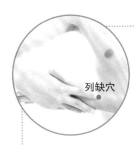

列缺穴——理肺解表，管小病小疾

精准定位： 在前臂，腕掌侧远端横纹上1.5寸，拇短伸肌腱和拇长展肌腱指尖，拇长展肌腱沟的凹陷中。

快速取穴： 两手虎口相交，一手食指压在另一手桡骨茎突上，食指尖到达处即是列缺穴。

按摩手法： 当出现风寒感冒引起的头痛时，可以用食指指腹按揉列缺穴1~3分钟，若再加上热敷或艾灸，效果会更好。

穴位解析： 列缺穴是三经交会穴，可以同时调节肺经、大肠经及任脉的经气。列缺穴在临床上擅长治疗各类肺系疾患如咳嗽、咽痛、哮喘，同时古人有"头项寻列缺"的说法，因外感风寒或者风热引起的头痛，颈项疼痛也有很好的疗效，还可以辅助治疗手部和腕部的疼痛。

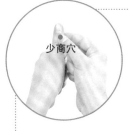

少商穴——清热利咽、开窍醒脑

精准定位： 在手指，拇指末节桡侧，指甲根角侧上方0.1寸。

快速取穴： 拇指伸直，另一手食指、中指轻握，拇指弯曲，掐按拇指指甲角边缘处，即是少商穴。

按摩手法： 用指甲尖垂直掐揉穴位，有刺痛感。每次左右两侧各掐揉10次左右，可缓解感冒。

穴位解析： 少商穴是手太阴经的井穴。井穴大多被用于缓解来势迅猛的急性病症，如昏迷时可刺激十二井穴。另外，手太阴经属肺，咽喉为肺之门户，所以，少商穴可用于缓解急性的咽喉肿痛。

手阳明大肠经——肺和大肠的"保护神"

手阳明大肠经在食指与手太阴肺经衔接，联系的脏腑器官有口、下齿、鼻，属大肠，络肺，在鼻旁与足阳明胃经相接。气血是维持生命活动的基础，《黄帝内经》曰："阳明经多气多血。"手阳明大肠经与足阳明胃经络属的肠胃是人体消化、吸收以及排出废物的器官。

· 大肠经上潜伏的疾病 ·

大肠经病变时，人的身体就会出现以下疾病。

经络症： 经络不通则痛，所以手阳明大肠经气血不通畅会在食指、手背、上肢、后肩等经络路线上产生疼痛和酸、胀、麻等不舒服的感觉。

脏腑症： 肠鸣腹痛、便秘、泄泻、脱肛等。

五官病： 手阳明大肠经与面部、下齿、鼻子等关系密切。所以气血热，也就是我们常说的"上火"，会出现眼睛发黄、眼睛干涩、口发干、流涕、牙龈肿痛、流鼻血等症状。

亢进热证时症状： 便秘、腹胀痛、头痛、肩与前臂部疼痛、指痛、体热、口干等。

衰弱寒证时症状： 大便溏稀、腹泻、腹痛、眩晕、上肢无力、手足怕冷等。

卯时

(5:00~7:00)

卯时经脉气血循行流注至大肠经，大肠蠕动，排出毒物渣滓。清晨起床后宜先喝一杯温开水，以稀释血液，不仅有助于防止血栓形成，还可促进清晨排便习惯的养成。平时可沿着大肠经的循行路线进行拍打，每天拍打 1 次，可双手交替进行，以透热为宜。也可用刮痧、拔罐等方法对其进行刺激，以清除体内的热毒，清洁血液通道。

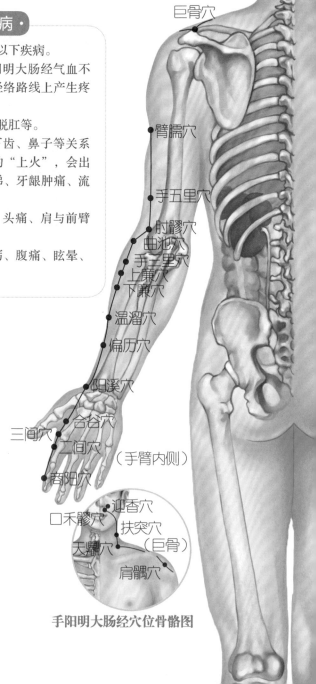

手阳明大肠经穴位骨骼图

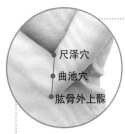

曲池穴——降火、缓解酸痛

精准定位： 在肘区，尺泽穴与肱骨外上髁连线的中点处。

快速取穴： 先找到尺泽穴和肱骨外上髁，其连线中点处即是。

按摩手法： 每天早晚用拇指指腹按压曲池穴，每次 1~3 分钟。

穴位解析： 曲池穴是手阳明大肠经的合穴，对调节阳明经经气及脏腑功能有重要意义。曲池穴经常用来泻热，当心情烦躁时可以按摩曲池穴；当感觉关节酸痛时，也可以按揉曲池穴；患有高血压、糖尿病的中老年人，每天点揉此穴可辅助稳定血压、血糖。

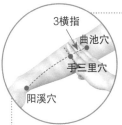

手三里穴——缓解上肢疲劳、酸痛

精准定位： 在前臂，肘横纹下 2 寸，阳溪穴与曲池穴连线上。

快速取穴： 先找到曲池穴、阳溪穴，两者连线，曲池穴向下 3 横指即是。

按摩手法： 用拇指指腹按揉手三里穴，每次 1~3 分钟。

穴位解析： 手三里穴有疏经通络、消肿止痛、清肠利腑的作用。当上肢受伤或者酸痛、疲乏时，按揉手三里穴可以缓解酸痛、疲劳；弹拨手三里穴对颈椎病压迫神经引起的上肢麻木也有缓解作用。

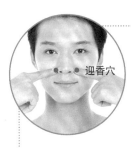

迎香穴——缓解鼻炎、鼻塞

精准定位： 在面部，鼻翼外缘中点旁，鼻唇沟中。

快速取穴： 于鼻翼外缘中点的鼻唇沟中取迎香穴。

按摩手法： 可以经常用双手食指指腹点按或按揉迎香穴，每次 1~3 分钟。

穴位解析： 遇到感冒引起的鼻塞、流涕，或者过敏性鼻炎时，按揉两侧的迎香穴1~3 分钟，症状可以得到缓解。当连续打喷嚏时，可以稍用力按压两侧迎香穴，直到发酸为止，放开后再压，一直重复此动作，直到不打喷嚏为止。

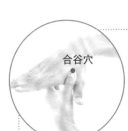

合谷穴——消炎止痛的"救星"

精准定位： 在手背，第 2 掌骨桡侧的中点处。

快速取穴： 右手拇指、食指张开呈 90°，左手拇指指间关节横纹压在右手虎口上，指尖点到处即是。

按摩手法： 用拇指指腹按压合谷穴，每次 1~3 分钟。

穴位解析： 合谷穴的止痛效果好，可以缓解牙龈肿痛、头痛、咽喉肿痛；合谷穴还可以缓解胃痛；女性痛经多是因寒凝血瘀所致，合谷穴可行气活血，与三阴交穴配伍，可以缓解痛经；合谷穴还有宣通气血、扶正祛邪的功效，可以提高人体免疫力，防治感冒等外感疾病。

足阳明胃经——人体的后天之本

足阳明胃经在鼻旁与手阳明大肠经衔接，联系的脏腑器官有鼻、目、上齿、口唇、喉咙和乳房，属胃，络脾，在足大趾与足太阴脾经相接。胃是气血生成的地方，而气血是人体活动的基本保障，所以胃经又被称为"人体的后天之本"。所以，我们想健康长寿、通体康泰，不要忘了疏通胃经，让它时时保持旺盛。

·胃经上潜伏的疾病·

胃经不畅通，人的身体经常会出现以下病症。

经络症：容易出现高热、出汗、咽喉痛、牙痛、流鼻涕或流鼻血。

脏腑症：会出现胃痛、胃胀、消化不良、呕吐、肠鸣、腹胀等。

亢进热证时症状：腹胀、打嗝、便秘、食欲增加、胃痉挛性疼痛、胃酸过多、唇干裂等。

衰弱寒证时症状：餐后腹痛、腹泻、呕吐、消化不良、胃酸不足等。

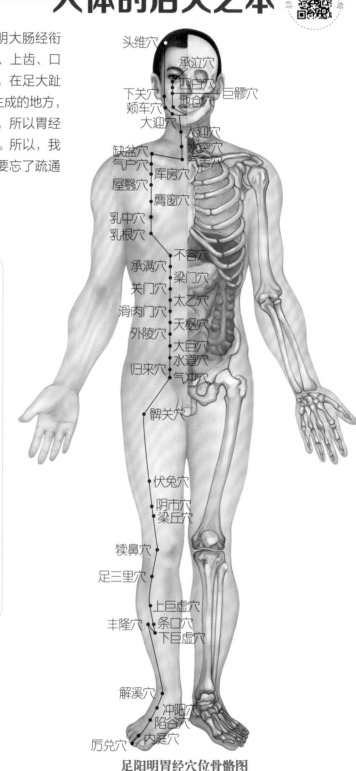

足阳明胃经穴位骨骼图

头维穴
承泣穴
下关穴 四白穴 巨髎穴
颊车穴 地仓穴
大迎穴 大迎穴
水突穴
缺盆穴 气舍穴
气户穴 库房穴
屋翳穴
膺窗穴
乳中穴
乳根穴
不容穴
承满穴 梁门穴
关门穴 太乙穴
滑肉门穴 天枢穴
外陵穴 大巨穴
水道穴
归来穴 气冲穴
髀关穴
伏兔穴
阴市穴
梁丘穴
犊鼻穴
足三里穴
上巨虚穴
丰隆穴 条口穴
下巨虚穴
解溪穴
冲阳穴
陷谷穴
厉兑穴 内庭穴

辰时 (7:00~9:00)

辰时经脉气血循行流注至胃经，在此时段吃早餐容易消化，吸收也好。早餐可准备温和养胃的食物，如稀粥、麦片等。饭后 1 小时循按胃经可以帮助消化，调节人体的胃肠功能。平时也可拍打胃经来梳理经络气血，但是要注意掌握好拍打力度。

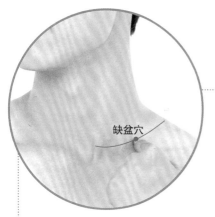

缺盆穴

缺盆穴——咳嗽、喘息不再愁

精准定位： 在颈外侧区，锁骨上缘凹陷中，前正中线旁开 4 寸。

快速取穴： 正坐，乳中线直上锁骨上方有一凹陷，按压凹陷中点有酸胀感处，即是缺盆穴。

按摩手法： 用拇指指腹按压对侧缺盆穴，每次按压 1~3 分钟，左右交替进行，可有效止咳。

穴位解析： 缺盆穴有宽胸利膈、止咳平喘、消肿止痛的功效，可辅助治疗呼吸喘鸣、胸痛、咽喉肿痛等症状。

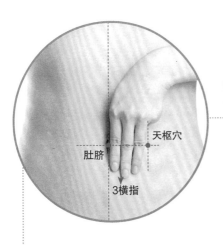

天枢穴

肚脐

3横指

天枢穴——腹泻、便秘双向调节，脾胃疾患的"克星"

精准定位： 在腹部，横平脐中，前正中线旁开 2 寸。

快速取穴： 仰卧，肚脐旁开 3 横指，按压有酸胀感处即是。

按摩手法： 经常用双手拇指按压天枢穴 3~5 分钟，或中指按揉天枢穴 1~3 分钟，每日操作 2~3 次，可以增强肠胃动力，帮助肠道蠕动。

穴位解析： 天枢穴不仅由足阳明胃经管辖，还是大肠经的募穴。人体各种代谢产物都要经胃肠排泄而出，若是排泄功能遭受阻碍，湿、热、痰、瘀诸毒就会乘势而上，继而影响气血脏腑功能的正常运行。天枢穴是缓解消化系统疾病的重要穴位。消化不良、恶心、胃胀、腹泻、便秘等症状都可以通过按摩天枢穴来缓解。

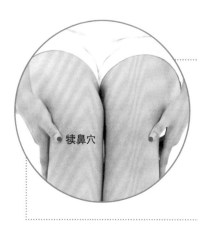

犊鼻穴——膝关节痛不用愁

精准定位： 在膝前区，髌韧带外侧凹陷中。

快速取穴： 取坐位，下肢用力蹬直，膝盖外下方凹陷处即是。

按摩手法： 膝关节疼痛时可揉按犊鼻穴 3~5 分钟，疼痛就会得到缓解。

穴位解析： 犊鼻穴是临床上治疗膝关节疾病的常用穴位，如膝关节疼痛、活动受限、屈伸不利、小腿麻木胀痛等症状。

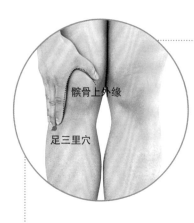

足三里穴——人体天然的营养补品

精准定位： 在小腿外侧，犊鼻穴下 3 寸，犊鼻穴与解溪穴连线上。

快速取穴： 站位弯腰，同侧手虎口围住髌骨上外缘，其余四指向下，中指指尖处即是。

按摩手法： 用拇指或中指指腹同时按揉两侧足三里穴，每次按揉 1~3 分钟，每日操作 2~3 次，可以使胃肠功能得到改善。

穴位解析： 足三里穴是中医经穴中涉及范围较广的穴位之一。它能补能泻，可寒可热，不仅可以疏经通络、消积化滞、祛风除湿、瘦身减肥，还可以健脾和胃、益气生血、防病保健、强身健体。

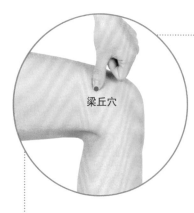

梁丘穴——快速缓解急性胃痛

精准定位： 在股前区，髌底上 2 寸，股外侧肌与股直肌肌腱之间。

快速取穴： 取坐位，下肢用力蹬直，髌骨外上缘上方凹陷正中处即是。

按摩手法： 如果胃痛突然发作，可按揉两侧梁丘穴，持续 3~5 分钟，以局部酸胀为度，可快速缓解。

穴位解析： 梁丘穴为胃经的郄穴，"郄"是"孔隙"的意思，郄穴属于阳经，阳经一般用来缓解急性病，而阴经一般常用来缓解血证。梁丘穴在缓解急性胃痛和胃痉挛方面效果较好，更是调理一般胃肠病的常用穴位。此外，梁丘穴对于胃炎、腹泻、痛经以及膝关节周围的病变也有疗效。

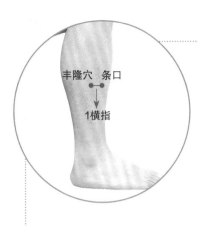

丰隆穴——除湿化痰清经络

精准定位： 在小腿外侧，外踝尖上8寸，胫骨前肌的外缘。

快速取穴： 先找到条口穴，向外1横指，按压有沉重感处即是。

按摩手法： 经常用拇指按揉或按压丰隆穴，用于缓解各种痰证。每次按摩1~3分钟，每日操作2~3次。

穴位解析： 中医认为"百病皆由痰作祟"，人生气时，气就停留在某处，气滞则血瘀，代谢就会缓慢，慢慢就结成了痰。丰隆穴为足阳明胃经的络穴，可除痰湿、清经络，既能缓解手太阴肺经的病症，如咳嗽、痰多、支气管哮喘，又可缓解足太阴脾经的病症，如高脂血症、肥胖症、便秘等。

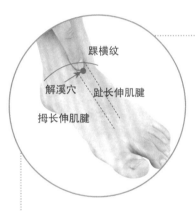

解溪穴——缓解脑供血不足

精准定位： 在踝区，踝关节前面中央凹陷中，拇长伸肌腱与趾长伸肌腱之间。

快速取穴： 足背与小腿交界处的横纹中央凹陷处，足背两条肌腱之间即是。

按摩手法： 经常用拇指或食指指腹按压解溪穴，可健胃、益脑。每次操作1~3分钟。

穴位解析： 解溪穴主要针对的是肠胃消化系统，或者是足阳明胃经所经过部位的一些疾病。按摩解溪穴可以强壮内脏器官，提高消化系统功能，促进血液循环，改善脑供血不足。

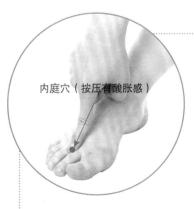

内庭穴——清热消肿治痛证

精准定位： 在足背，第2、3趾间，趾蹼缘后方赤白肉际处。

快速取穴： 足背第2、3趾之间，皮肤颜色深浅交界处即是。

按摩手法： 每天用热水泡脚10分钟，用拇指或食指按压内庭穴1~3分钟，可适当上下推动用力，增强刺激。早晚各1次，可有效缓解头痛。

穴位解析： 内庭穴不仅能清泻肠胃湿热，还能缓解头痛、牙痛、口臭、大便燥结等症，是清热消肿、止痛的要穴。内庭穴配合合谷穴可缓解牙痛。

足太阴脾经——有效缓解妇科病

足太阴脾经在足大趾与足阳明胃经相衔接，联系的脏腑器官有咽、舌，属脾，络胃，注心中，在胸部与手少阴心经相接。络脉从本经分出，走向足阳明胃经，进入腹腔，连络肠胃。脾气旺盛的人，面色红润、肌肉丰满、精力充沛。

· 脾经上潜伏的疾病 ·

脾经是阴经，与脏腑联系较为密切，其不通时，人的身体会出现下列病症。

经络症： 大脚趾内侧、脚内缘、小腿、膝盖或者大腿内侧、腹股沟等经络循行路线上会出现发冷、酸、胀、麻、疼痛等不适感。

脏腑症： 全身乏力或者全身疼痛、胃痛、腹胀、大便溏稀、心胸烦闷、心窝下急痛等。

亢进热证时症状： 胁下胀痛、呕吐、足膝关节疼痛、大趾活动困难、失眠等。

衰弱寒证时症状： 消化不良、胃胀气、上腹部疼痛、呕吐、肢倦乏力、麻木、腿部静脉曲张、皮肤易受损伤等。

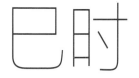

巳时

(9:00~11:00)

巳时经脉气血循行流注至脾经，此时拍打刺激脾经可保养脾。脾是消化、吸收、排泄的总调度，不要食用燥热及辛辣、刺激性食物，以免伤胃败脾。脾可以控制血液在脉中的正常运行，脾的功能好，则血液质量好。脾经在人体的正面和侧面，可采用拍打的方式来保养，但拍打力度一定要适中，以上午拍打为宜，每侧 10 分钟左右。

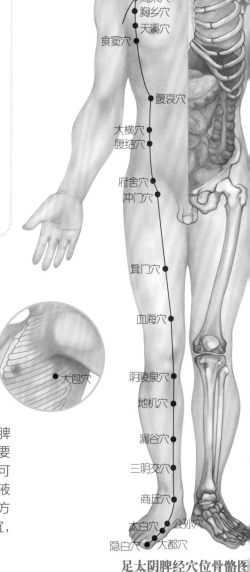

周荣穴
胸乡穴
天溪穴
食窦穴
腹哀穴
大横穴
腹结穴
府舍穴
冲门穴
箕门穴
血海穴
阴陵泉穴
地机穴
漏谷穴
三阴交穴
商丘穴
太白穴 公孙穴
隐白穴 大都穴
大包穴

足太阴脾经穴位骨骼图

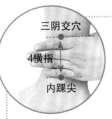

三阴交穴——缓解妇科病的要穴

精准定位： 在小腿内侧，内踝尖上 3 寸，胫骨内侧缘后际。

快速取穴： 正坐或仰卧，胫骨内侧面后缘，内踝尖向上 4 横指处即是。

按摩手法： 用拇指垂直按压三阴交穴，长期坚持，人的气色会变好。每次 1~3 分钟，每日操作 2~3 次。

穴位解析： "三阴交"是脾经、肾经、肝经三条经络相交之处，又名"女三里"。对于妇科病，刺激此穴有很好的疗效。三阴交穴具有双向调节的作用，能通利又能收摄，能活血又能止血，能滋阴又能利湿。对于女性痛经、月经不调、白带异常、不孕、产后恶露不尽等症状，可以通过按摩三阴交穴来进行辅助治疗。

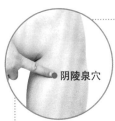

阴陵泉穴——健脾利湿常用穴

精准定位： 在小腿内侧，胫骨内侧髁下缘与胫骨内侧缘之间的凹陷中。

快速取穴： 食指沿小腿内侧骨内缘向上推，抵膝关节下，胫骨向内上弯曲凹陷处即是阴陵泉穴。

按摩手法： 用拇指按压或按揉阴陵泉穴 1~3 分钟，可缓解腹痛、膝痛等症状。

穴位解析： 阴陵泉穴有健脾利湿、益气固本、消肿止痛的作用，临床主要用于治疗腹胀、水肿、心胸痞满、膝关节疾病等。阴陵泉穴也是妇科要穴，在妇科疾病上的疗效和三阴交穴相似，临床经常将其与三阴交穴配合使用以加强疗效。

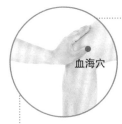

血海穴——调理血证的要穴

精准定位： 在股前区，髌底内侧端上 2 寸，股内侧肌隆起处。

快速取穴： 屈膝 90°，手掌伏于膝盖骨上，拇指与四指呈 45°，拇指尖处即是血海穴。

按摩手法： 用拇指按揉血海穴，早晚各 3~5 分钟，以有微痛感为度，可缓解痛经，使肌肤细腻有光泽。

穴位解析： 血海穴是治血要穴，对妇科病、湿疹、丹毒等皮肤病效果较好。中医认为，湿疹、丹毒等皮肤病是风热之邪所致，血行风自灭，用活血的方法可以缓解疾病。妇科病患者可按揉或点按血海穴，皮肤病患者可用筷子等有尖的物体加大力度刺激血海穴。经常按揉血海穴还能抗过敏。

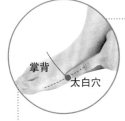

太白穴——健脾补脾的强穴

精准定位： 在跖区，第 1 跖趾关节后下方赤白肉际凹陷中。

快速取穴： 足大趾与足掌所构成的关节，后下方掌背交界线凹陷处即是。

按摩手法： 用拇指点压太白穴，每次 2~3 分钟，或按揉 3~5 分钟，可增进食欲、理气和胃。

穴位解析： 当人体的消化系统出现障碍时，首先应考虑的是脾的问题，而治脾之病，非足太阴经莫属，太白穴则是其中一个要穴。按揉或艾灸此穴都可以补脾，对脾虚引起的全身乏力、食欲不佳、腹胀、大便稀软等脏腑病有很好的作用；经常刺激太白穴也可以补后天之本，增强体质。

手少阴心经——主宰人体的"君王"

手少阴心经在心中与足太阴脾经的支脉衔接，联系的脏腑器官有心系、咽、目系，属心，络小肠，外行从心系上肺，斜走出于腋下，在手小指与手太阳小肠经相接。心经如果出现问题的话，人就会感到心烦意乱、胸痛等，故称"心为君主之官"。

·心经上潜伏的疾病·

心经异常时，人体会出现下列病症。

经络症：失眠、多梦、易醒、健忘、痴呆，心经所经过的手臂会出现疼痛、麻木、厥冷的症状。

脏腑症：心烦、心悸、胸闷、心痛等。

亢进热证时症状：心悸、口干；处在压力状态下，伴有压迫感；内侧肩麻木、小指痛等。

衰弱寒证时症状：胸口沉闷、呼吸困难、面色苍白、肩与前臂疼痛、四肢沉重、眩晕等。

午时

(11:00~13:00)

午时是心经当令的时间，此时心经较旺，不宜做剧烈运动。心经位于手臂内侧，可在午饭前轻拍心经上的穴位。拍打时五指并拢，微屈叩打，以感觉舒适为宜，每次 3~5 分钟即可。此外，人在午时睡一会儿，对于养心大有好处，可使下午至晚上精力充沛。即使只是静卧闭目养神，对身体也很有好处。

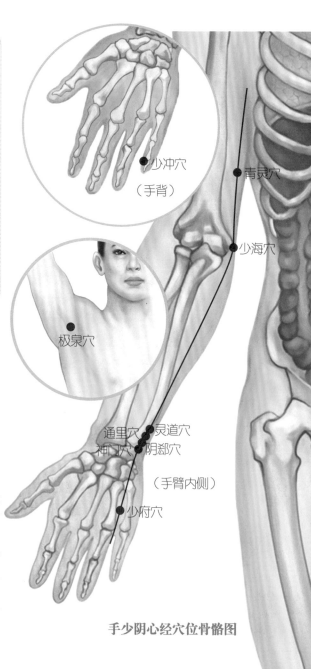

少冲穴（手背）

青灵穴

少海穴

极泉穴

通里穴　灵道穴

神门穴　阴郄穴

（手臂内侧）

少府穴

手少阴心经穴位骨骼图

极泉穴——冠心病、肺心病常用名穴

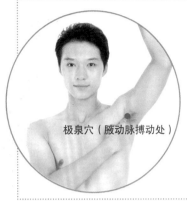

极泉穴（腋动脉搏动处）

精准定位： 在腋区，腋窝中央，腋动脉搏动处。

快速取穴： 上臂外展，腋窝顶点可触摸到动脉搏动，按压有酸胀感处即是。

按摩手法： 先用手指点按在穴位上，稍微加力至有点酸胀感为止，然后向旁边拨动，注意拨动时手指的力不要减，一般会有麻木感顺着手臂向下传导到手指。也可压放极泉穴，手指按压该穴10秒左右，突然放手，重复2~3次。

穴位解析： 极泉穴在自我保健中主要用于冠心病和肺心病以及颈椎病导致的上肢麻木、疼痛等病症的防治。

少海穴——常按少海，疼痛不来

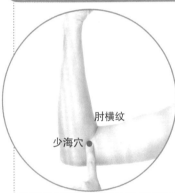

肘横纹

少海穴

精准定位： 在肘前区，横平肘横纹，肱骨内上髁前缘。

快速取穴： 屈肘90°，肘横纹内侧端凹陷处即是。

按摩手法： 每天早晚用拇指按压或按揉少海穴，每次1~3分钟，可调理前臂麻木、肘关节周围软组织疾病。

穴位解析： 少海穴为心经合穴，脉气至此，犹如水流入海，具有理气通络、益心安神的功效。少海穴可以用来辅助治疗肘关节及其周围组织病变，如屈伸不利、落枕、前臂麻木及肘关节周围软组织疾患。

神门穴——养心安神治失眠

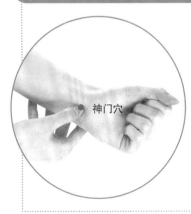

神门穴

精准定位： 在腕前区，腕掌侧远端横纹尺侧端，尺侧腕屈肌腱的桡侧缘。

快速取穴： 伸臂仰掌，腕掌侧横纹尺侧，肌腱的桡侧缘即是神门穴。

按摩手法： 每天睡前用拇指按揉神门穴5~10次，躺好后配合缓缓加深的呼吸，可帮助入睡。也可随时随地按揉。

穴位解析： 神门穴是手少阴心经上的重要穴位之一，有镇静安神、补益心气、畅通经络的作用，常用来辅助治疗各种精神疾患，如神经衰弱、健忘、失眠等。神门穴属心经，因此也可辅助治疗心血管疾病，如心绞痛等。

手太阳小肠经——心脏健康的监测仪

手太阳小肠经在手小指与手少阴心经相衔接，联系的脏腑器官有咽、横膈、胃、心、小肠、耳、鼻、目外眦，在目内眦与足太阳膀胱经相接。心与小肠相表里，小肠经是靠心经供应气血的，如果心脏有问题，小肠经会提前有征兆。所以，手太阳小肠经是反映心脏功能的"镜子"。

·小肠经上潜伏的疾病·

小肠经发生病变时，人的身体就会出现以下病症。

经络症： 耳聋、目黄、口疮、咽痛以及经脉所过部位的手肩疼痛。

脏腑症： 绕脐痛、心闷、腰脊痛、小便赤涩、尿闭、血尿等。

亢进热证时症状： 颈、后脑、太阳穴至耳疼痛，肚脐与下腹部疼痛，后肩胛至臂外后廉疼痛等。

衰弱寒证时症状： 颔颈水肿、耳鸣、呕吐、腹泻、手足怕冷等。

未时

(13:00~15:00)

未时是小肠经当令，小肠经气血较旺，此时是保养小肠的较佳时段。午餐后 1 小时沿着小肠经循行路线按揉所经过的穴位能起到很好的效果。要注意掌握好力度，每次按揉 5~10 分钟即可，一般可每天进行 2~3 次。

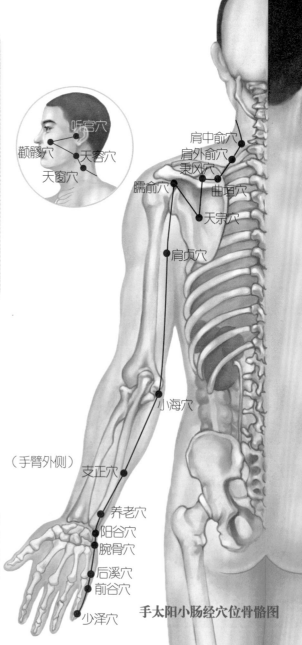

听宫穴
颧髎穴
天容穴
天窗穴

肩中俞穴
肩外俞穴
秉风穴
臑俞穴
曲垣穴
天宗穴
肩贞穴

小海穴

（手臂外侧）
支正穴
养老穴
阳谷穴
腕骨穴
后溪穴
前谷穴
少泽穴

手太阳小肠经穴位骨骼图

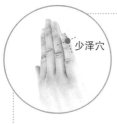

少泽穴——通乳去火效果好

精准定位： 在手指，小指末节尺侧，指甲根角侧旁开 0.1 寸。

快速取穴： 伸小指，沿指甲底部与指尺侧引线交点处即是。

按摩手法： 乳汁分泌不足时，用指甲尖端垂直下压少泽穴，每次掐揉约 10 次，每日操作 2~3 次。

穴位解析： 少泽穴善于清心中之火，通心之脉络。若是心火上炎、心窍被蒙，则容易出现头痛发热、脑卒中昏迷、眼耳有炎症等一系列症状；少泽穴有良好的增液通乳的效果，可缓解妇女乳痛、乳汁不通、缺乳、乳痛等。

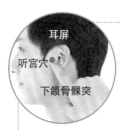

听宫穴——耳聋耳鸣就找它

精准定位： 在面部，耳屏正中与下颌骨髁突之间的凹陷中。

快速取穴： 微张口，耳屏与下颌骨髁突之间凹陷处即是。

按摩手法： 用食指按压听宫穴，3 秒后放开，反复进行，可增加内耳血液循环，防止耳聋、耳鸣。也可按揉听宫穴，持续 2~3 分钟。

穴位解析： 中医认为听宫穴具有开耳窍、止痛、益聪的作用，是临床治疗耳部疾患的重要穴位。人的视力和听力感知功能非常灵敏，在母亲的子宫里，听觉功能就已开始出现，而且它直接影响着人的智力发育。由此可见，保护好耳朵和听力，对维护人体健康非常重要。

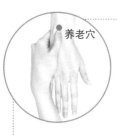

养老穴——晚年体健靠养老

精准定位： 在前臂后区，腕背横纹上 1 寸，尺骨头桡侧凹陷中。

快速取穴： 屈腕掌心向胸，沿小指侧隆起高骨往桡侧推，触及一骨缝处即是。

按摩手法： 用一手拇指尖垂直向下按压另一手养老穴 1~3 分钟。长期坚持，能舒筋通络。

穴位解析： 养老穴如名所指，擅长辅助治疗老年病，如视物昏花、颈肩痛、急慢性腰痛、膝关节疼痛，有良好的通经止痛效果。

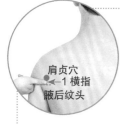

肩贞穴——缓解肩周痛、颈项痛

精准定位： 在肩胛区，肩关节后下方，腋后纹头直上 1 寸。

快速取穴： 正坐垂臂，从腋后纹头向上 1 横指处即是。

按摩手法： 用拇指指腹按压或按揉肩贞穴，每次按 1~3 分钟，可缓解肩背痛。

穴位解析： 小肠经还有一个名字叫"肩脉"，其中的肩贞穴就是专治肩关节周围炎的。后脑痛、颈椎病、颈肩软组织劳损等，也可选择肩贞穴进行辅助治疗。

足太阳膀胱经
——运行人体宝贵体液的"水官"

　　足太阳膀胱经在目内眦与手太阳小肠经衔接，联系的脏腑器官有目、耳、脑，属膀胱，络肾，在足小趾与足少阴肾经相接。不论是眼部疾病，还是腿部疾病，或是后背脊椎问题，都可以找膀胱经上的穴位来解决。

· 膀胱经上潜伏的疾病 ·

　　膀胱经病变时，人的身体就会出现以下病症。

　　经络症： 膀胱经虚寒则易怕风怕冷、流鼻涕，经脉循行部位（如项、背、腰、小腿）疼痛及运动障碍。

　　脏腑症： 小便不利，尿血，膀胱气绝则遗尿、目反直视（翻白眼）等。

　　亢进热证时症状： 泌尿生殖器疾病、后背肌肉强直酸痛等。

　　衰弱寒证时症状： 生殖器肿胀、四肢倦怠无力、腰背无力等。

申时
(15:00~17:00)

　　申时经脉气血循行流注至膀胱经。膀胱经负责贮藏水液和津液，水液排出体外，津液循环在体内，此时适宜饮水。平时可用双手拇指和食指相对捏住脊柱两侧肌肉，从颈椎一直捏到尾骨，然后十指并拢，按住脊柱向上推回到颈椎。

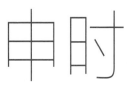

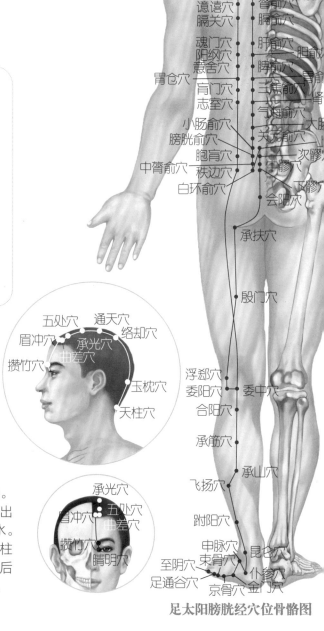

足太阳膀胱经穴位骨骼图

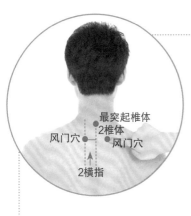

风门穴——理肺祛风

精准定位： 在脊柱区，第2胸椎棘突下，后正中线旁开1.5寸。

快速取穴： 低头屈颈，颈背交界处椎骨高突向下推2个椎体，下缘旁开2横指处即是。

按摩手法： 用拇指指腹揉按风门穴1~3分钟。

穴位解析： 风门穴是中医祛风较常用的穴位之一。按摩风门穴有宣通肺气、调理气机的作用，能够有效缓解各种风寒感冒、发热、咳嗽、哮喘、支气管炎等疾病。

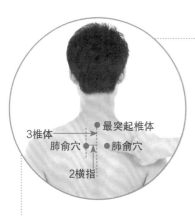

肺俞穴——止咳平喘

精准定位： 在脊柱区，第3胸椎棘突下，后正中线旁开1.5寸。

快速取穴： 颈背交界处椎骨高突向下推3个椎体，下缘旁开2横指处即是。

按摩手法： 用拇指指腹按揉双侧肺俞穴，可以帮助缓解急性哮喘，经常按摩肺俞穴对于慢性哮喘也有疗效。

穴位解析： 肺主气，司呼吸，主宣发、肃降，通调水道，朝会百脉，在体合皮，其华在毛，开窍于鼻。肺俞穴善治呼吸系统引起的病变，如咳嗽哮喘、夜间生汗，都可以通过指压肺俞穴进行缓解。此外，肺与皮肤关系密切，故肺俞穴也可辅助治疗皮肤疾病，如牛皮癣、慢性湿疹等。

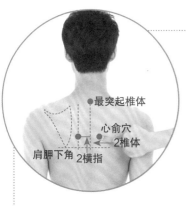

心俞穴——养心安神

精准定位： 在脊柱区，第5胸椎棘突下，后正中线旁开1.5寸。

快速取穴： 肩胛骨下角水平连线与脊柱相交椎体处，往上推2个椎体，下缘旁开2横指处，即是心俞穴。

按摩手法： 用拇指直接点压心俞穴，或按揉1~3分钟，每日可进行数次，可缓解心悸。

穴位解析： 心主血，主神志，在液为汗，在体合脉，其华在面，开窍于舌。心俞穴是脏腑中心之精气在背部输注之所，主要有2个作用：一是对心血管方面的疾病有疗效；二是可缓解神经衰弱、失眠等神志方面的疾病。

肝俞穴——清肝养肝

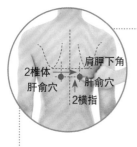

精准定位： 在脊柱区，第9胸椎棘突下，后正中线旁开1.5寸。

快速取穴： 肩胛骨下角水平连线与脊柱相交椎体处，往下推2个椎体，下缘旁开2横指处，即是肝俞穴。

按摩手法： 当感到眼痛时，可用拇指按揉肝俞穴，做旋转运动，每次持续点揉肝俞穴，每次持续1~3分钟。

穴位解析： 肝主疏泄、藏血，在体为筋，其华在爪，开窍于目。肝俞穴是肝的背腧穴，临床多用于治疗肝胆病症，以及目疾如近视、视力下降等。又因肝藏血，故肝俞穴还可辅助治疗痛经、月经不调等需调血安神的疾病。

脾俞穴——健脾养胃

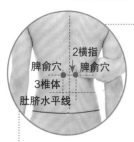

精准定位： 第11胸椎棘突下，旁开1.5寸。

快速取穴： 脾俞穴在肚脐与后背正中线的交点，向上推2个骨节，其上缘的凹陷中，再旁开2横指（食指、中指）处。

按摩手法： 用拇指点按脾俞穴50次，每日可按摩2次；或用拇指指腹按揉脾俞穴1~3分钟。

穴位解析： 脾俞穴是脾气输注的部位，能缓解各种脾胃消化系统疾病，脾胃为后天气血生化之源，因此适用于气血不足的患者。

胃俞穴——养胃和胃

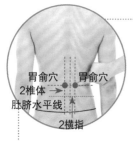

精准定位： 在脊柱区，第12胸椎棘突下，后正中线旁开1.5寸。

快速取穴： 肚脐水平线与脊柱相交椎体处，往上推2个椎体，下缘旁开2横指处，即是胃俞穴。

按摩手法： 用双手拇指按揉胃俞穴1~3分钟，或用双手拇指点按20次，可有效改善消化不良的症状。

穴位解析： 胃主受纳，腐熟水谷，主通降，以降为和。取胃俞穴而治，可行中和胃，令其受纳正常、升降有序，从而保证食物消化吸收功能的正常运行。胃俞穴也可以看作是胃的排毒通道，进行指压或按摩可增强胃的功能，尤其对慢性胃肠疾病效果较好。

肾俞穴——护肾强肾

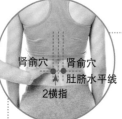

精准定位： 在脊柱区，第2腰椎棘突下，后正中线旁开1.5寸。

快速取穴： 肚脐水平线与脊柱相交椎体处，下缘旁开2横指处，即是肾俞穴。

按摩手法： 用拇指按揉肾俞穴。每天睡前按摩肾俞穴，可延缓衰老、延年益寿。

穴位解析： 中医历来重视肾气的保养。作为肾的保健要穴，刺激肾俞穴可益肾固精、利腰髓。肾俞穴对于腰痛、肾脏疾病、泌尿生殖系统疾病、高血压等都有保健效果。

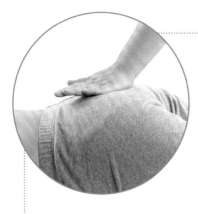

八髎穴——专治痛经腰痛

精准定位： 上髎、次髎、中髎、下髎依次排列在骶区，分别对应第1、第2、第3、第4骶后孔中。

快速取穴： 四指分别按于骶骨第1至第4骶椎棘突上，向外移1横指，依次对应食指、中指、无名指、小指位置。

按摩手法： 可局部涂抹按摩油或润肤霜后，用手掌横向来回做掌擦法，直至局部温热，避免擦破皮肤。

穴位解析： 八髎穴就是8个穴位：上髎、次髎、中髎、下髎各一对，所以统称为"八髎"。八髎穴位于盆腔内脏器官神经血管会聚之处，是调节人体气血的总开关，务必畅达无阻。胞宫健康了，妇科问题没有了，困扰女性的很多症状，比如失眠、便秘、爱生气、急躁、慵懒等都会自然消失。

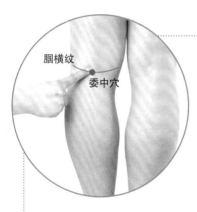

腘横纹
委中穴

委中穴——快速缓解腰背痛

精准定位： 在膝后区，腘横纹中点。

快速取穴： 膝盖后面凹陷中央的腘横纹中点处，即是委中穴。

按摩手法： 腰痛时，用拇指指腹按揉委中穴1~3分钟，可使疼痛慢慢得到缓解。因穴位深处为动脉、静脉、胫神经，所以指压力度不宜过深、过强。

穴位解析： 委中穴是足太阳膀胱经上的重要穴位之一。古人云"腰背委中求"。委中穴虽然位于腿部，却是临床上治疗腰痛、坐骨神经痛等腰背部病症的主穴。

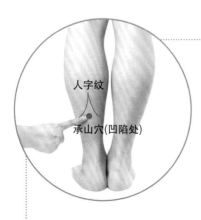

人字纹
承山穴(凹陷处)

承山穴——腿脚抽筋常用穴

精准定位： 在小腿后区，腓肠肌两肌腹与肌腱交角处。

快速取穴： 膝腘横纹中点与外踝尖连线的中点处，即是承山穴。

按摩手法： 施术此穴时可采用跪坐姿势，将双手放在承山穴的位置，利用上半身的力量刺激此穴3分钟。

穴位解析： 承山穴是临床上治疗小腿肌肉痉挛的常用穴位。常按摩承山穴，具有舒筋活血的作用。因过度运动或疲劳引起的小腿抽筋，可以取承山穴辅助治疗。另外本穴是临床上治疗便秘、痔疮的经验效穴。

足少阴肾经——人的先天之本

足少阴肾经在足小趾与足太阳膀胱经衔接，联系的脏腑器官有喉咙、舌，属肾，络膀胱，贯肝，入肺，络心，在胸中与手厥阴心包经相接。络脉从本经分出，走向足太阳膀胱经，通过腰脊部，上走心包下。

·肾经上潜伏的疾病·

肾经异常时，人就会出现下列病症。

经络症：肾阴不足，则以怕热为主；肾阳不足，则以怕冷为主；既怕冷又怕热，则说明肾阴阳两虚且正走向衰老。

脏腑症：水肿、小便不利、易惊、耳鸣、眼花等。

亢进热证时症状：尿黄、尿少、舌干、足下热、性欲增强、月经异常等。

衰弱寒证时症状：尿频、足下冷、下肢麻木、性欲减退、肠功能减弱等。

酉时
(17:00~19:00)

酉时经脉气血循行流注至肾经。肾经位于人体上身内侧以及腿部内侧和脚底，是人体协调阴阳能量的经脉，也是维持体内水液平衡的主要经络。人体经过申时泻火排毒，肾在酉时进入贮藏精华的阶段。休息时可用手掌或按摩槌等工具对肾经循行路线上的穴位进行拍打，每次5~10分钟即可。

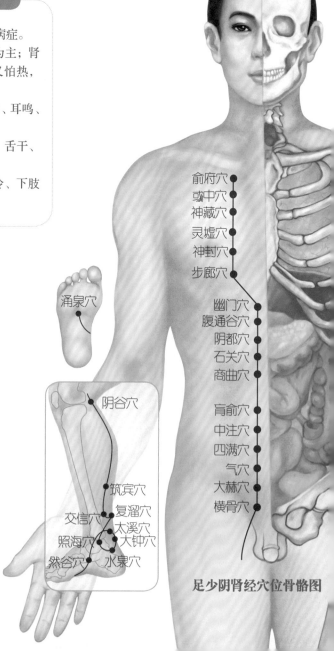

俞府穴
彧中穴
神藏穴
灵墟穴
神封穴
步廊穴

幽门穴
腹通谷穴
阴都穴
石关穴
商曲穴

肓俞穴
中注穴
四满穴
气穴
大赫穴
横骨穴

涌泉穴

阴谷穴

筑宾穴
交信穴　复溜穴
太溪穴
照海穴　大钟穴
然谷穴　水泉穴

足少阴肾经穴位骨骼图

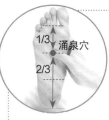

涌泉穴——人体生命之源

精准定位： 在足底，屈足卷趾时足心最凹陷处。

快速取穴： 卷足，足底前 1/3 处可见有一凹陷，按压有酸痛感处，即是涌泉穴。

按摩手法： 热水泡脚后用拇指或指关节按揉或点揉涌泉穴 3~5 分钟，可增强免疫力，使人精力旺盛。

穴位解析： 涌泉穴是全身最下部的腧穴，肾经经气发源于此，并由此涌出灌溉周身四肢各处。中医理论中人有"四根"，即耳根、鼻根、乳根和脚跟，其中以脚跟为四根之本。人们通常所说的"人老脚先衰，木枯根先竭"，就非常生动地证明了脚对健康的重要性。所以，涌泉穴在人体养生、防病、治病、保健等各方面都起着非常重要的作用。

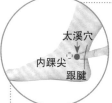

太溪穴——补肾气、除百病

精准定位： 在踝区，内踝尖与跟腱之间的凹陷中。

快速取穴： 坐位垂足，由足内踝向后推至与跟腱之间凹陷处，即是太溪穴。

按摩手法： 用拇指指腹按揉太溪穴，早晚各 1 次，每次约 3 分钟，对肾炎、膀胱炎、遗精等有缓解作用。

穴位解析： 中医认为，肾经发源于涌泉穴，通过太溪穴向外传输，太溪穴为肾之元气停留和经过的地方，因此地位显得尤为重要。太溪穴可辅助治疗肾虚所引发的病症，有固肾强腰膝的作用。

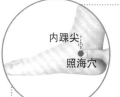

照海穴——清热利咽解口渴

精准定位： 在踝区，内踝尖下 1 寸，内踝下缘边际凹陷中。

快速取穴： 坐位垂足，由内踝尖垂直向下推，至下缘凹陷处，按压有酸痛感处即是照海穴。

按摩手法： 每天睡觉前用拇指指腹按揉照海穴 3 分钟，可以滋阴降火、补肾益气。

穴位解析： 照海穴有清热利咽、温经散寒的功效，可帮助治疗咽喉肿痛、便秘、月经不调、痛经等。照海穴是八脉交会穴之一，与阴跷脉相通，两脉分别代表着阴阳二气，主要功能与人的睡眠活动有关。因而照海穴除了具有滋阴清热的作用，还可平衡阴阳、宁神助眠。

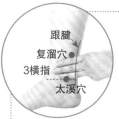

复溜穴——缓解手足多汗、四肢乏力

精准定位： 在小腿内侧，内踝尖上 2 寸，跟腱的前缘。

快速取穴： 先找到太溪穴，向上量 3 横指，跟腱前缘处，按压有酸胀感处即是复溜穴。

按摩手法： 用拇指指腹由下往上点按复溜穴，左右腿各 1~3 分钟。

穴位解析： 复溜穴是足少阴肾经上的重要穴位，可补肾益气，对泄泻、盗汗、四肢乏力、腰脊强痛等有缓解、改善的功效。对阳痿、遗精、手足多汗等虚证，指压此穴重在补益；对肢体浮肿、尿路感染等实证，指压或按摩此穴偏于通利。

手厥阴心包经——心脏的"保护伞"

手厥阴心包经在胸中与足少阴肾经衔接，联系的脏腑器官有心包、心、肺、胃、三焦，在无名指指端与手少阳三焦经相接。中医所说的心包，是心外面的一层膜，包裹并护卫着心脏，好像君主的"内臣"，若心是"君主"，心包就是护卫君主的"大将军"。

扫一扫看按摩手法视频

戌时

(19:00~21:00)

戌时经脉气血循行流注至心包经，心包是心的保护组织，又是气血通道。心脏功能不好者可以在戌时循按心包经。此时还要给自己创造安然入眠的条件，保持心情舒畅，可以看书、听音乐或打太极，放松心情，从而释放压力。

·心包经上潜伏的疾病·

心包经发生病变时，人就会出现以下病症。

经络症： 失眠、多梦、易醒、健忘、口疮口臭、全身痛痒等。

脏腑症： 心烦、心悸、心痛、心闷、神志失常等。

亢进热证时症状： 心烦、易怒、失眠多梦、胸痛、头痛、上肢痛、目赤、便秘等。

衰弱寒证时症状： 心悸、心动过缓、眩晕、呼吸困难、上肢无力、胸痛、目黄、难以入睡、易醒等。

内关穴——疏肝理气、通畅心脉

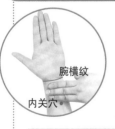

腕横纹
内关穴

精准定位： 前臂掌侧，腕横纹上2寸，两筋之间。

快速取穴： 微握拳，在手臂内侧可触摸到2条明显条索状筋，从掌横纹最粗的一条的中央向上量3横指（拇指指间关节横径为1寸）。

按摩手法： 常用点法、按法，可以缓解心痛、胃痛、胸腹痛等病证，有疏肝理气、调畅情志、止痛、安神的作用。

穴位解析： 内关穴是手厥阴心包经的络穴，通于阴维脉，阴维脉行于胸、胁肋、腹部，有理气行滞、通畅心脉的作用，常用于辅助治疗胃痛、心痛等。心主血脉，藏神明，故本穴又用于辅助治疗神志方面的疾病。

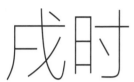
天泉穴

曲泽穴

郄门穴

间使穴
内关穴

大陵穴

劳宫穴

中冲穴

（手臂内侧）

手厥阴心包经穴位骨骼图

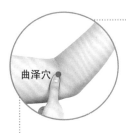

曲泽穴

曲泽穴——改善长期胸闷、心慌

精准定位： 在肘前区，肘横纹上，肱二头肌肌腱的尺侧缘凹陷中。

快速取穴： 肘微弯，肘弯里可摸到一条大筋，内侧横纹上可触及一凹陷，即是曲泽穴。

按摩手法： 经常用拇指指腹按揉曲泽穴，能起到改善胸闷、心慌的作用。

穴位解析： 曲泽穴有疏通心络、止痛的作用，可用于辅助治疗心火引起的心痛、心悸等病症。曲泽穴止泻的作用也很明显，配合内关穴、大陵穴等穴，缓解急性胃肠炎的效果较好。

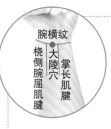

腕横纹
桡侧腕屈肌腱 大陵穴 掌长肌腱

大陵穴——安神助眠止手麻

精准定位： 在腕前区，腕掌侧远端横纹中，掌长肌腱与桡侧腕屈肌腱之间。

快速取穴： 微屈腕握拳，从腕横纹上，两条索状筋之间，即是大陵穴。

按摩手法： 由于劳累导致腕关节疼痛时，可用拇指指尖垂直按压大陵穴。

穴位解析： 大陵穴为心包经原穴。心包作为心的包膜与护卫，其一举一动都关联着心之安危。按摩大陵穴有清心宁神的作用，可帮助治疗有关心脏的疾病，如心绞痛、心动过速等。大陵穴位于手腕上，还可缓解手腕痛、手指麻。

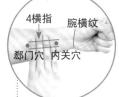

4横指 腕横纹
郄门穴 内关穴

郄门穴——缓解胸痛、心悸效果好

精准定位： 在前臂前区，腕掌侧远端横纹上5寸，掌长肌腱与桡侧腕屈肌腱之间。

快速取穴： 从腕横纹向上量3横指，两条索状筋之间是内关穴，再向上4横指处即是郄门穴。

按摩手法： 用左手拇指按压右手郄门穴1~3分钟，可缓解心绞痛。

穴位解析： 作为心包经经气出入的门户，郄门穴的地位尤为重要，有明显的宁心安神、通络止血的作用，可帮助治疗胸痛、胸膜炎、神经衰弱、乳腺炎、心悸、心绞痛等症。

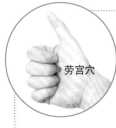

劳宫穴

劳宫穴——安神除烦愈口疮

精准定位： 在掌区，横平第3掌指关节近端，第2、第3掌骨之间偏于第3掌骨。

快速取穴： 握拳屈指，中指指尖所指掌心处，按压有酸痛感处，即是劳宫穴。

按摩手法： 以一手拇指反复按压另一手劳宫穴，能缓解疲劳症状。

穴位解析： 劳宫穴是临床治疗人体心病的主要穴位之一，有清心泻火的作用，可辅助治疗心火过盛引起的疾病，如精神烦躁、心痛、口舌生疮、口臭等。

手少阳三焦经
——人体物质代谢的通道

手少阳三焦经在无名指与手厥阴心包经衔接，联系的脏腑器官有耳、目，属三焦，络心包，在目外眦与足少阳胆经相接。三焦经畅通，也就保证了这些相关器官的功能正常。《黄帝内经》曰："三焦经主一身之气。"百病从气生，所以，保养好三焦经非常重要。此外，三焦经和心包经互为表里，人遇到急事容易着急上火，疏通三焦经可清热去火，调理情志。

· 三焦经上潜伏的疾病 ·

三焦经发生病变时，人的身体会出现以下病症。

经络症： 头面五官疾病，以及经络所经过部位有疼痛感。

脏腑症： 上焦病变易出现胸闷、心悸、咳喘；中焦病变易出现脾胃胀痛、食欲不振；下焦病变易出现水肿、大小便异常等。

亢进热证时症状： 耳鸣、耳痛、头痛、上肢痛、食欲不振、失眠、易怒等。

衰弱寒证时症状： 上肢无力麻木、呼吸表浅、发冷、尿少、肌肉松弛无力等。

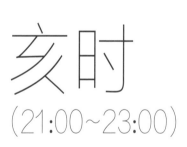

亥时
(21:00~23:00)

临睡前轻拍三焦经循行路线可助睡眠。

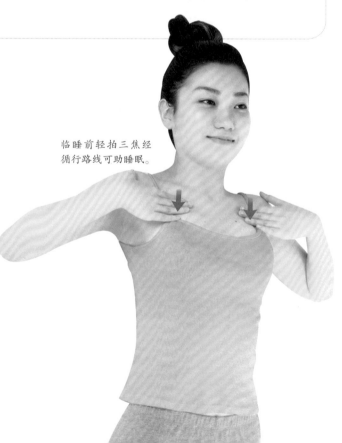

亥时三焦经当令，此时入睡，百脉可得到休养生息，对身体、皮肤十分有益。三焦为元气、水谷、水液运行之所，宜在亥时之前入睡。临睡前轻拍三焦经循行路线，有助于睡眠。拍打3~5分钟即可，注意拍打的力度，不可过重。

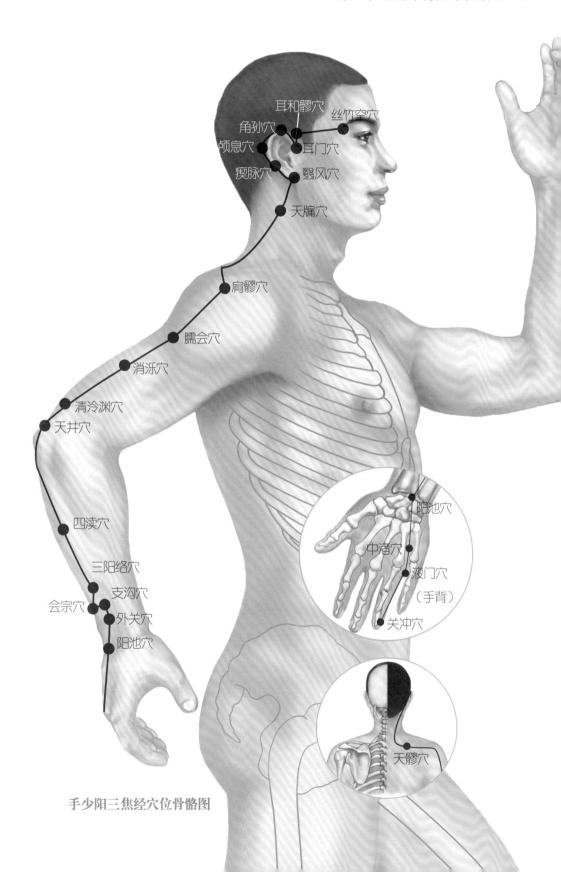

耳和髎穴
丝竹空穴
角孙穴
颅息穴
耳门穴
瘈脉穴
翳风穴
天牖穴
肩髎穴
臑会穴
消泺穴
清泠渊穴
天井穴
四渎穴
三阳络穴
支沟穴
会宗穴
外关穴
阳池穴

阳池穴
中渚穴
液门穴
（手背）
关冲穴

天髎穴

手少阳三焦经穴位骨骼图

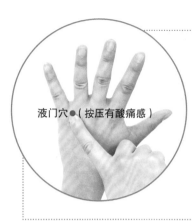

液门穴●（按压有酸痛感）

液门穴——可缓解口干咽痛

精准定位： 在手背，第4、第5指间，指蹼缘后上方赤白肉际凹陷中。

快速取穴： 抬臂俯掌，手背部第4、第5指指缝间掌指关节前可触及一凹陷处，即是液门穴。

按摩手法： 用拇指指腹按揉液门穴，每次1~3分钟。

穴位解析： 液是指人体水液，门是出入之处，水能克火，液门穴有清热生津、开音止痛之功，临床上擅长治疗郁火导致的声音嘶哑、失音、咽喉红肿疼痛等病症。

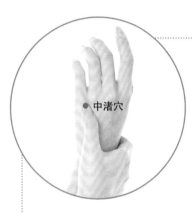

●中渚穴

中渚穴——缓解肩痛与耳鸣

精准定位： 在手背，第4、第5掌骨间，第4掌指关节近端凹陷中。

快速取穴： 抬臂俯掌，手背部第4、第5指指缝间掌指关节后可触及一凹陷处，即是中渚穴。

按摩手法： 每天早晚用拇指指腹揉按双手的中渚穴各1次，可缓解落枕、肩背疼痛、手指不能屈伸等症状。

穴位解析： 中渚穴是人体三焦经经脉气血的输出之地，具有开窍、舒筋、止痛的功效，是缓解脊背痛和手指伸屈不利的主要穴位，临床上尤善治疗耳聋、耳鸣的耳疾。

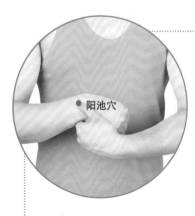

●阳池穴

阳池穴——驱走手脚的寒冷

精准定位： 在腕后区，腕背侧远端横纹上，指伸肌腱的尺侧缘凹陷中。

快速取穴： 抬臂垂腕，背面，由第4掌骨向上推至腕关节横纹，可触及凹陷处，即是阳池穴。

按摩手法： 经常用拇指指腹按揉阳池穴，能温暖全身。手脚易冰凉的人可坚持按摩此穴。

穴位解析： 阳池穴可通利一身之水液，输布人体精微物质，有生津润燥、益气调血的作用，对糖尿病、口干、烦闷、失眠有较好效果，还可缓解落枕、颈肩痛。

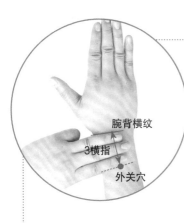

外关穴——缓解腰痛和风湿

精准定位： 在前臂后区，腕背侧远端横纹上 2 寸，尺骨与桡骨间隙中点。

快速取穴： 抬臂俯掌，掌腕背横纹中点直上 3 横指，前臂两骨头之间的凹陷处，即是外关穴。

按摩手法： 腰痛时，用拇指点按外关穴，以有酸胀感为度，有很好的止痛效果。

穴位解析： 外关穴与内关穴位置内外相对，是辅助治疗人体外部疾病，如腰痛、手臂疼痛、偏头痛、风湿等疾病的关键穴位。外关穴通过经络与心相连，所以还有调理气血的功效。

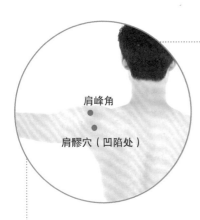

肩髎穴——缓解肩臂痛

精准定位： 在三角肌区，肩峰角与肱骨大结节两骨间凹陷中。

快速取穴： 外展上臂，肩膀后下方呈现凹陷处，即是肩髎穴。

按摩手法： 用拇指按揉肩髎穴，每次 3~5 分钟，可以缓解肩臂痛、肩周炎。

穴位解析： 肩髎穴既可疏风化湿，缓解肩背部和上肢疼痛、麻木等疾病，又能发挥经络中联络调节三焦功能的作用，运化水谷、输津送液、排泄废物，从而维持体内血压的正常与平稳。

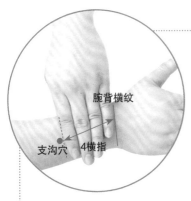

支沟穴——通便排毒疗便秘

精准定位： 在前臂后区，腕背侧远端横纹上 3 寸，尺骨与桡骨间隙中点。

快速取穴： 抬臂俯掌，掌腕背横纹中点直上 4 横指，前臂两骨头之间的凹陷处，即是支沟穴。

按摩手法： 用拇指指腹点揉支沟穴 1~3 分钟，以有酸胀感为宜，能促进排毒，使人气色越来越好。

穴位解析： 支沟穴有消除三焦火气、疏通三焦经脉的作用，临床上常用于治疗由人体新陈代谢的废弃物排泄不畅所引起的疾病，如便秘。中医历来有"胁痛觅支沟"的说法，可见支沟穴也是辅助治疗胁肋疼痛的有效穴位。

足少阳胆经——神奇的敲胆经

足少阳胆经在目外眦与手少阳三焦经衔接，联系的脏腑器官有目、耳，属胆，络肝，在足大趾趾甲后与足厥阴肝经相接。胆经贯穿全身上下，上至头面部，中到肩、胸、肚、腹，下至足部，因此身体的很多问题都能通过按摩胆经来缓解。此外，肝与胆相表里，肝经上的一些疾病也可以通过疏通胆经来调治。

· 胆经上潜伏的疾病 ·

胆经发生病变时，人就会出现以下病症。

经络症： 口苦口干、偏头痛、脱发、怕冷怕热，经脉所经过部位疼痛。

脏腑症： 胸胁苦满、食欲不振、失眠、易怒、便秘等。

亢进热证时症状： 口苦、胸胁胀满、喉咙不适、头痛、便秘、足下热等。

衰弱寒证时症状： 关节肿胀、下肢无力、目黄、吐苦水、嗜睡、夜间盗汗、惊悸、呼吸沉闷、大便溏稀等。

子时
(23:00~1:00)

子时经脉气血循行流注至胆经，胆经循行路线长，从头到脚，部位多、功能广。人在子时前入睡，早晨醒后头脑清醒，面色红润，没有黑眼圈。反之，常于子时后不能入睡者，则脸色青白，眼眶昏黑，且因胆汁排毒代谢不良更容易生成结石。睡前可轻拍胆经，用手指刮拭头部，以舒适为宜，用力不可过重，否则不利于入睡，每次3分钟即可。

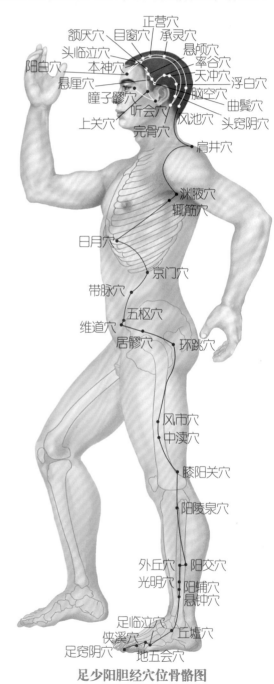

足少阳胆经穴位骨骼图

风池穴——疏风散寒治感冒

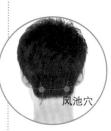

风池穴

精准定位： 在颈后区，枕骨之下，胸锁乳突肌上端与斜方肌上端之间的凹陷中。

快速取穴： 正坐，枕骨下两条大筋外缘陷窝中，与耳垂齐平处，即是风池穴。

按摩手法： 经常用拇指指腹或食指、中指、无名指三指按揉风池穴1~3分钟，可有效预防感冒。

穴位解析： "头为诸阳之会，唯风可到"，因此，造成头面疾病的各种病理因素中，必定有风邪侵袭的影子。按摩风池穴可平衡阴阳、祛邪外出。风池穴对外感风寒、内风所致的脑卒中偏瘫、头痛、头晕、感冒，皆有较好的缓解作用。

阳陵泉穴——疏肝利胆解口苦

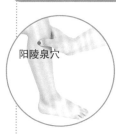

阳陵泉穴

精准定位： 在小腿外侧，腓骨头前下方凹陷中。

快速取穴： 屈膝90°角，膝关节外下方，腓骨小头前下方凹陷处，即是阳陵泉穴。

按摩手法： 每天用拇指指腹按揉阳陵泉穴1~3分钟，可有效缓解口苦口干的症状。

穴位解析： 中医认为，人的情志除心之外，还与肝胆密切相关。阳陵泉穴归属于胆经，情绪烦躁、抑郁、沉默寡言或因心理紧张而引起的血管神经性头痛、偏头痛等，都可取阳陵泉穴进行辅助治疗。

肩井穴——落枕、肩痛就按它

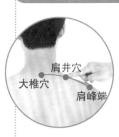

肩井穴
大椎穴
肩峰端

精准定位： 在肩胛区，第7颈椎棘突与肩峰最外侧端连线的中点。

快速取穴： 找到颈背交界处椎骨高突与锁骨肩峰端，二者连线中点即是肩井穴。

按摩手法： 提拿肩井穴5~10次，每日2~3次。

穴位解析： 肩井穴是常用的颈肩部保健穴位。长期坚持按摩肩井穴，不但能够远离肩部疼痛的困扰，还能活血散瘀，使全身都感觉舒适。但肩井穴不能受到重压或击打，孕妇慎用。

足临泣穴——缓解女性妇科疾病

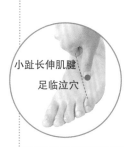

小趾长伸肌腱
足临泣穴

精准定位： 在足背，第4、第5跖骨底结合部的前方，第5趾长伸肌腱外侧凹陷中。

快速取穴： 取坐位，小趾向上翘起，小趾伸肌腱外侧凹陷中，按压有酸胀感处，即是足临泣穴。

按摩手法： 乳房胀痛时用拇指指腹按揉足临泣穴，左右各揉按1~3分钟，能很快止痛。

穴位解析： 足临泣穴有清热消肿、通经活络的功效，可以辅助治疗女性的乳房疾病，如乳腺炎、乳腺增生等。

足厥阴肝经——护身卫体的"大将军"

足厥阴肝经在足大趾趾甲后与足少阳胆经衔接，联系的脏腑器官有阴器、目系、喉咙之后、颃（咽上上腭与鼻相通的部位）、唇内、胃、肺，属肝，络胆，在肺中与手太阴肺经相接。

· 肝经上潜伏的疾病 ·

肝经和肝、胆、胃、肺、眼、咽喉都有联系，肝经有病，人就会出现以下病症。

经络症： 口苦口干、眼干、胸胁胀痛，以及经脉所经过部位的疾病。

脏腑症： 抑郁、脂肪肝、月经不调、乳腺增生、子宫肌瘤、前列腺肥大、疝气等。

亢进热证时症状： 头痛、腰痛、小便困难、易怒、易冲动等。

衰弱寒证时症状： 眩晕、性冷淡、大腿与骨盆疼痛、下肢无力、易倦、视力模糊、易惊恐等。

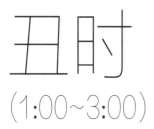

丑时
(1:00~3:00)

丑时经脉气血循行流注至肝经，中医认为"肝藏血""人卧则血归于肝"。如果丑时不能入睡，肝脏还在输出能量支持人的思维和行动，就无法很好地完成新陈代谢。此时保持熟睡状态是对肝很好的保护。不必在丑时刺激肝经上的穴位，夜晚应静卧休息。

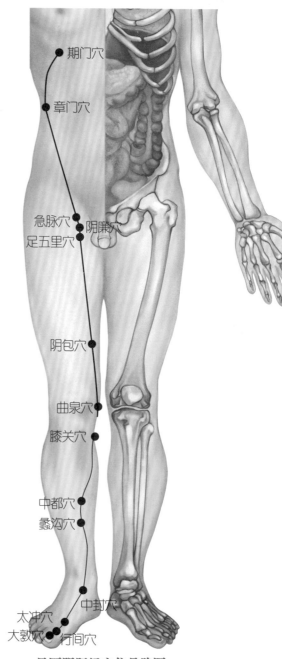

期门穴
章门穴
急脉穴　阴廉穴
足五里穴
阴包穴
曲泉穴
膝关穴
中都穴
蠡沟穴
中封穴
太冲穴
大敦穴　行间穴

足厥阴肝经穴位骨骼图

太冲穴——清肝火消怒气

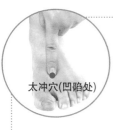

太冲穴(凹陷处)

精准定位： 在足背，第1、第2跖骨间，跖骨底结合部前方凹陷中，或触及动脉搏动。

快速取穴： 由第1、第2趾间缝纹向足背上推，至第1、第2趾骨结合部前方，可感到有一凹陷，即为太冲穴。

按摩手法： 当感到烦闷、焦虑时，用拇指从太冲穴推至行间穴，重复操作30~50次。也可在睡前泡脚时以左脚脚跟推右脚太冲穴至行间穴一条线，左脚重复此操作。

穴位解析： 太冲穴是肝经上的"消气穴"，是易着急上火之人消滞气的一大法宝。由于肝经的循行路线是自下而上，顺经为补，逆经为泻。因此，消怒火应逆着肝经推，即向大脚趾的方向推，要有力度，以产生酸胀感为宜。

行间穴——改善目赤与头痛

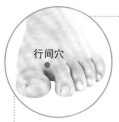

行间穴

精准定位： 在足背，第1、第2趾间，趾蹼缘后方赤白肉际处。

快速取穴： 在足背部第1、第2趾之间连接处的缝纹头处，即是行间穴。

按摩手法： 按摩时，一边吐气，一边用拇指指腹强压行间穴，如此重复，按压2~3分钟。

穴位解析： 作为足厥阴肝经上的要穴，行间穴的主要作用就是泻肝火、疏气滞，用于缓解肝火旺盛引起的头痛、目赤、失眠等症状，并且对肝气郁滞引起的胁痛、呃逆、月经不调等症状，也有很好的缓解效果。

章门穴——行脾气、消腹胀

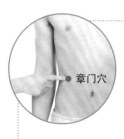

章门穴

精准定位： 在侧腹部，第11肋游离端的下际。

快速取穴： 正立，屈肘合腋，肘尖所指处，按压有酸胀感处，即是章门穴。

按摩手法： 腹痛、腹胀时用拇指按揉章门穴，左右各按揉1~3分钟，可以有效缓解该症状。

穴位解析： 章门穴有疏肝理气的作用。它还是脾的募穴；募，是募结、募集的意思，指精气集结于此。因此，消化系统的疾病可以通过刺激章门穴来缓解。

期门穴——拯救肝脏的"义士"

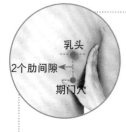

乳头

2个肋间隙

期门穴

精准定位： 在胸部，第6肋间隙，前正中线旁开4寸。

快速取穴： 正坐或仰卧，自乳头垂直向下推2个肋间隙，按压有酸胀感处即是。

按摩手法： 食指、中指、无名指并拢按摩期门穴，每次1~3分钟。

穴位解析： 期门穴是肝的募穴。肝的气血在期门穴汇集。刺激期门穴可以疏肝理气，期门穴是辅助治疗肝胆疾病的主要穴位。

任脉——掌管生殖妊养

任脉起于胞中[1]，其主干行于前正中线，按十四经流注与督脉衔接，交于手太阴肺经，联系的脏腑器官主要有胞中、咽喉、唇口、目。任脉运行的路线和人体的生殖系统相对应，下出会阴，沿着腹部和胸部正中线上行，与女子经、带、胎、产等关系密切，是女性一生的"保护神"。

· 任脉上潜伏的疾病 ·

任脉失调，人的身体会出现以下疾病。

生殖泌尿系统疾病： 月经不调、痛经、不孕不育、白带过多、小便不利、疝气、小腹皮肤瘙痒、阴部肿痛、早泄、遗精、遗尿、前列腺疾病等。

上腹部消化系统及胸部呼吸系统疾病： 腹胀、呕吐、呃逆、食欲不振、慢性咽炎、哮喘等。

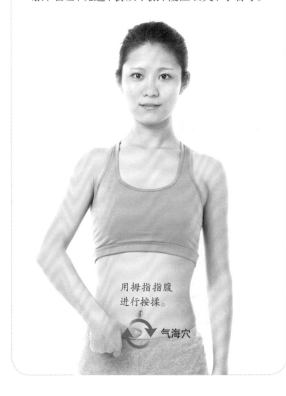

用拇指指腹进行按揉。

气海穴

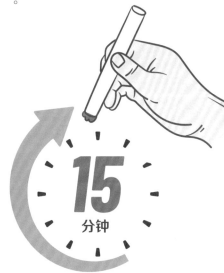

15 分钟

保养
任脉的方法

选取中脘穴、气海穴、关元穴3个穴位，分别用拇指指腹进行按摩，每次5分钟左右，以有微微的麻胀感为佳，对任脉可起到保养作用，对全身也具有保健作用。还可用艾条温和灸任脉上的穴位，每次10~15分钟，对于女性生殖系统有良好的保养作用。

---

[1] 胞中包含丹田、下焦、肝、胆、肾、膀胱，为精气所聚之处。

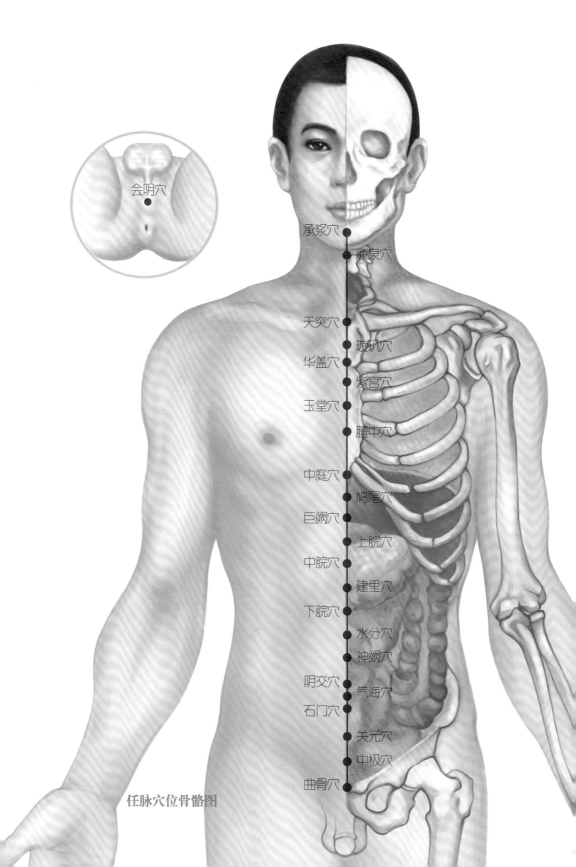

会阴穴

承浆穴
廉泉穴

天突穴
璇玑穴
华盖穴
紫宫穴
玉堂穴
膻中穴

中庭穴
鸠尾穴
巨阙穴
上脘穴
中脘穴
建里穴
下脘穴
水分穴
神阙穴
阴交穴
气海穴
石门穴
关元穴
中极穴
曲骨穴

任脉穴位骨骼图

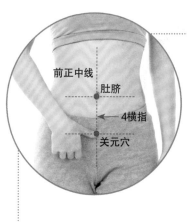

关元穴——固精养元按关元

精准定位： 在下腹部，脐中下 3 寸，前正中线上。

快速取穴： 下腹部正中线上，肚脐中央向下 4 横指处即是关元穴。

按摩手法： 用拇指或中指点揉关元穴，每次按揉 1~3 分钟，每日操作 2~3 次，能补肾固本、益气温阳。

穴位解析： 关元穴是"元阴、元阳交关之所"。元气是人体的生发之气，元气虚弱，则各脏难安、百病易生。因此，人若想身体健康长寿，首先得培补元气、温肾壮阳。经常按摩关元穴对遗精、阳痿、早泄、前列腺炎的辅助治疗大有裨益。

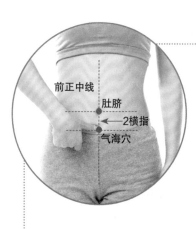

气海穴——任脉之补虚要穴

精准定位： 在下腹部，脐中下 1.5 寸，前正中线上。

快速取穴： 下腹部正中线上，肚脐中央向下 2 横指处即是气海穴。

按摩手法： 拇指指腹点按气海穴，随呼气下按，吸气时松手，按压 10 次。

穴位解析： 气海穴是小肠经的募穴，可调理一身之气。中医认为，按摩气海穴能使百体皆温，脏腑皆润，关系全身脏腑器官。按摩气海穴可补肾虚、益元气，主要用于辅助治疗生殖系统、泌尿系统方面的疾病。

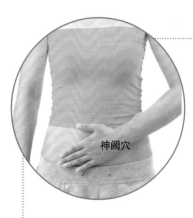

神阙穴——补脾固肾元

精准定位： 在腹部，脐中央。

快速取穴： 在腹部，肚脐中央即是神阙穴。

按摩手法： 手掌摩神阙穴，按摩 1~3 分钟。

穴位解析： 神阙穴实际上就是人身之根、生命之源，机体内外沟通之窍。按压此穴可滋阴壮阳、固摄肾气、温脾助运、补血养颜、延年益寿。中医以脐养生，以脐疗病，现已发展成为一门独特的脐疗学。

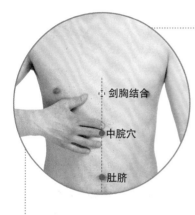

中脘穴——脾胃之疾找中脘

精准定位： 在上腹部，脐中上4寸，前正中线上。

快速取穴： 在前正中线上，胸剑联合与脐中连线的中点，即是中脘穴。

按摩手法： 用食指、中指、无名指或掌心按揉中脘穴，可用于缓解消化不良。

穴位解析： 中脘穴作为胃的募穴，更能反映胃的运化功能和疾病状况。中医常说"有胃气则生，无胃气则死"，经常按压中脘穴，能调节和促进人体的胃肠功能，有益于营养物质的吸收与代谢。

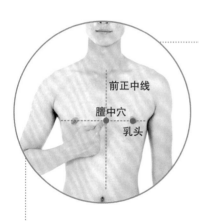

膻中穴——宽胸理气除胸闷

精准定位： 在胸部，横平第4肋间隙，前正中线上。

快速取穴： 两乳头连线中点，前正中线上即是膻中穴。

按摩手法： 用食指中指指腹或三指并拢用力按揉膻中穴50次，每次按压5秒，心烦郁闷就会消失。

穴位解析： 膻中穴主要用于辅助治疗呼吸系统、循环系统方面的疾病。中医认为，咳嗽、气喘、呃逆，乃气机疏泄不达而为；胸闷、胸痛，为气血运行失畅所致；乳汁分泌过少，是气虚不足无以养容化液之故。而治气之穴，膻中穴效果较好，尤其是气虚气弱之症，取膻中穴辅助治疗尤为适宜。

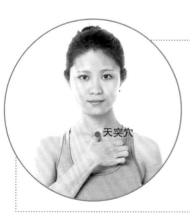

天突穴——利咽开音消嘶哑

精准定位： 在颈前区，胸骨上窝中央，前正中线上。

快速取穴： 由喉结直下可摸到一凹陷处即是。

按摩手法： 用拇指指腹慢慢地按压天突穴1~2分钟，可以润肺化痰、清咽亮嗓。

穴位解析： 天突穴就是我们通常所说的咽喉，可以辅助治疗咽喉及呼吸系统疾病，有止咳平喘、清热利咽、降逆下气的功效。

督脉——人体精、气、神的"总督"

督脉主干行于身后正中线，按十四经流注与足厥阴肝经衔接，交于任脉，联系的脏腑器官主要有胞中、心、脑、喉、目。督脉运行于人体后背，总管一身的阳气。所以，督脉可以说是调节阳经气血的"总督"。

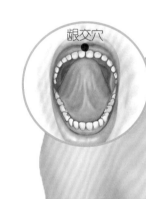

·督脉上潜伏的疾病·

督脉气血异常，人体主要会出现头脑、五官、脊髓及四肢疾病。

督脉阳气过盛： 颈背腰痛、颈部发硬、烦躁易怒、失眠多梦等。

督脉虚寒： 畏寒肢冷、走路摇摆不定、头晕目眩、手足震颤、抽搐、麻木、脑卒中、神经衰弱、健忘、阿尔茨海默症、精神分裂等，以及经脉所经过部位疾病，如痔疮、脱肛、子宫脱垂等。

督脉穴位骨骼图

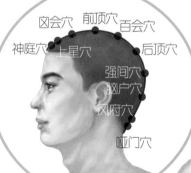

百会穴

龈交穴

大椎穴
陶道穴

身柱穴

神道穴
灵台穴
至阳穴

筋缩穴
中枢穴
脊中穴

悬枢穴
命门穴

腰阳关穴

腰俞穴

长强穴

囟会穴
前顶穴
百会穴
神庭穴
上星穴
后顶穴
强间穴
脑户穴
风府穴
哑门穴

囟会穴
上星穴
神庭穴
印堂穴
素髎穴
水沟穴
兑端穴

保养
督脉的方法

可用掌根从颈椎一直揉到尾骨，肉太厚的部位也可用肘来揉，甚至用手抓揉，只要能充分刺激督脉穴位就行。还可以艾灸督脉上的几个穴位，如大椎穴、至阳穴、命门穴、腰阳关穴等，以温补阳气。

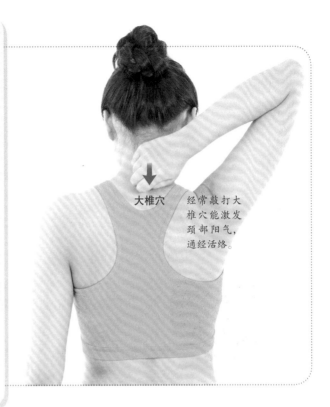

大椎穴

经常敲打大椎穴能激发颈部阳气，通经活络。

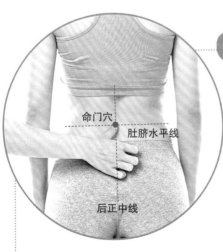

命门穴

肚脐水平线

后正中线

命门穴——强腰膝、补肾气

精准定位： 在脊柱区，第2腰椎棘突下凹陷中，后正中线上。

快速取穴： 肚脐水平线与后正中线交点，按压有凹陷处即是命门穴。

按摩手法： 用拇指指腹用力按揉或点按命门穴，有强烈的压痛感，每次按揉3~5分钟，可改善阳痿、遗精。

穴位解析： 命门穴是人体的长寿大穴，也是益肾壮阳的要穴，对肾虚所致的泌尿系统、生殖系统病症有着良好的疗效。对于中老年人来说，经常搓擦命门穴可强肾固本、温肾壮阳、延缓衰老。

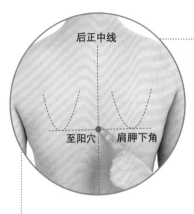

至阳穴——平喘止咳除背痛

精准定位： 在脊柱区，第7胸椎棘突下凹陷中，后正中线上。

快速取穴： 两侧肩胛下角连线与后正中线相交处椎体，下缘凹陷处即是至阳穴。

按摩手法： 针对胃痉挛引起的急性胃痛，用拇指指腹按揉至阳穴2~3分钟会有所缓解。

穴位解析： 至阳穴具有壮阳益气的功效，主要用于辅助治疗胸胁胀痛、胃痛、黄疸、腰脊疼痛等。

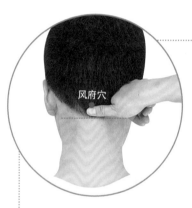

风府穴——感冒及时按风府

精准定位： 在颈后区，枕外隆凸直下，两侧斜方肌之间凹陷中。

快速取穴： 沿脊柱向上，入后发际上1横指处即是风府穴。

按摩手法： 感冒时可用拇指指腹揉按风府穴1~3分钟，以有酸、痛、胀、麻的感觉为度。

穴位解析： 中医认为，"风为百病之长"，但人体中有很多地方容易受风的袭击。风府穴善治风症，外感风邪而致伤风感冒、发热、鼻塞、流涕、咽喉肿痛及内风上头而致头晕目眩、头痛、项强、背痛等，都宜按摩风府穴进行缓解。

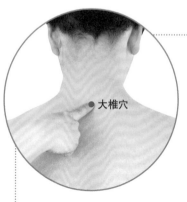

大椎穴——感冒清热找大椎

精准定位： 在脊柱区，第7颈椎棘突下凹陷中，后正中线上。

快速取穴： 低头，颈背交界椎骨高突处椎体，下缘凹陷处即是大椎穴。

按摩手法： 每天用食指或无名指指腹按摩大椎穴5~10分钟，可增强身体抵抗力、预防感冒。

穴位解析： 大椎穴位于督脉之上，能主宰全身阳气，是调节全身功能的要穴，有祛风除湿、增强机体抗御外邪的能力。按摩大椎穴对虚寒和痰浊所致的感冒效果较好。

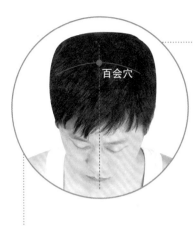

百会穴——长命百岁保健穴

精准定位： 在头部，前发际正中直上 5 寸。

快速取穴： 正坐，两耳尖与头正中线相交处，按压有凹陷处即是百会穴。

按摩手法： 用拇指指腹按摩百会穴，顺时针、逆时针各 50 圈，每日 2~3 次。

穴位解析： 百会穴既是长寿穴又是保健穴。它位居头顶部，不仅对于调节机体的阴阳平衡起着重要作用，还是调节大脑功能的要穴，常用于头昏头痛、失眠、神经衰弱等疾病的辅助治疗。

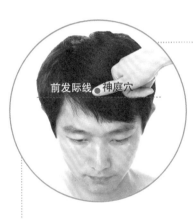

神庭穴——提神醒脑不眩晕

精准定位： 在头部，前发际正中直上 0.5 寸。

快速取穴： 正坐，从前发际正中直上半横指，拇指指甲中点处即是神庭穴。

按摩手法： 用拇指指腹揉按神庭穴，每次 1~3 分钟。

穴位解析： "神"，天部之气也；"庭"，庭院也，聚散之所也，意指督脉的上行之气在此聚集。神庭穴的作用主要在于调控神经系统，当感觉大脑迟钝、昏昏沉沉时，不妨按摩神庭穴，以提神醒脑。

水沟穴（人中穴）——危急时刻的急救穴

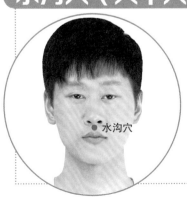

精准定位： 在面部，人中沟上 1/3 与中 1/3 交点处。

快速取穴： 面部人中沟上 1/3 处，按压有酸胀感处，即是水沟穴。

按摩手法： 用拇指指腹按揉 1~3 分钟。遇到有人中暑时，可用拇指掐压患者的水沟穴，操作 3~5 次，醒后即止。

穴位解析： 人事不省之际，迅速针刺水沟穴，可起到急救的作用。这是因为刺激水沟穴可以升高血压，而在紧要关头升高血压可以保证机体各个重要脏器的血液供应，维持生命活力。

经外奇穴——受欢迎的经验效方

经外奇穴是指十四经穴之外具有固定名称、位置和主治作用的腧穴。经外奇穴的分布比较分散，虽然大多不在十四经循行路线上，但与经络系统仍有一定关系，并有着十分特殊的功效，都是在实际临床治疗中取得很好疗效的穴位，是前人的实践总结，是经验效方。

安眠穴——平肝潜阳、宁神定志

精准定位： 在颈部，翳风穴与风池穴连线之中点处。

快速取穴： 翳风穴在耳垂后方凹陷中（张口时凹陷更明显），风池穴在后头骨下良田大筋外缘的2个凹陷中，用力按压有酸胀感。

按摩手法： 多用点法、压法、揉法。

穴位解析： 安眠穴有良好的的助眠安神的效果，是缓解失眠的经验效穴。

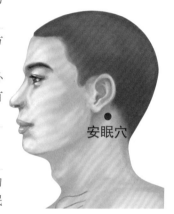
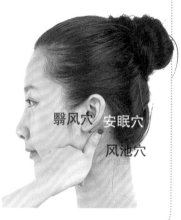

安眠穴

翳风穴　安眠穴

风池穴

腰痛点——舒筋止痛、活血化瘀

精准定位： 在手背侧，当第2、第3掌骨及第4、第5掌骨之间，当腕横纹与掌指关节中点处，一手2穴，左右共4穴。

快速取穴： 伏掌，一穴在手背第2、第3掌骨间，当掌骨长度之中点；另一穴在手背第4、第5掌骨间，当掌骨长度之中点。

按摩手法： 多用点法、揉法。

穴位解析： 腰痛点是临床上治疗各种原因引起的腰痛的经验效穴。

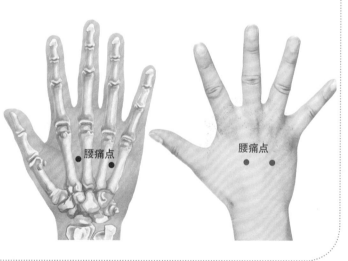

腰痛点

腰痛点

胃脘下俞穴——益胃生津、祛风止痛

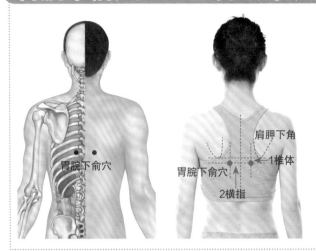

精准定位： 在脊柱区，横平第8胸椎棘突下，后正中线旁开1.5寸。

快速取穴： 在上臂自然下垂时贴于胸壁时确定肩胛下角；两侧肩胛下角连线与后正中线相交处所在椎体为第7胸椎，往下直推1个椎体即是第8胸椎棘突，其下凹陷旁开1.5寸（拇指宽度为1寸）

按摩手法： 多用拇指按法，力弱者可用双拇指叠按，或用食指间关节点法。

穴位解析： 本穴是临床上治疗糖尿病（古代多属于消渴病）的经验效穴。

十七椎穴——温经通络、温肾壮阳

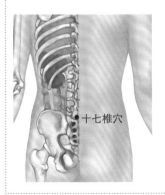
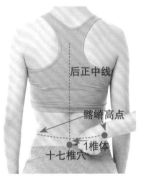

精准定位： 第5腰椎棘突下凹陷中。

快速取穴： 在身体两侧骨盆髂嵴的最高点连线与后正中线交点，向下推一个骨节即第5腰椎棘突，其下缘凹陷中即是本穴。

按摩手法： 肘关节点法、拇指点法。

穴位解析： 本穴为辅助治疗痛经的经验效穴，还可以用于缓解腰痛、尿急、尿频、小便不利等。

胆囊穴——利胆通腑、清利湿热

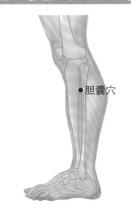
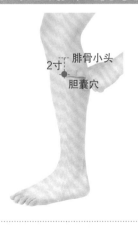

精准定位： 在小腿外侧，腓骨小头直下2寸。

快速取穴： 先找到膝关节外下方凸起（腓骨小头），在其前下方为阳陵泉穴，阳陵泉往下量2横指（拇指宽度）处即为本穴。

按摩手法： 多用双拇指叠按或按揉，也可用食指指间关节点揉。

穴位解析： 本穴是临床上治疗各类急慢性胆囊病的经验效穴。

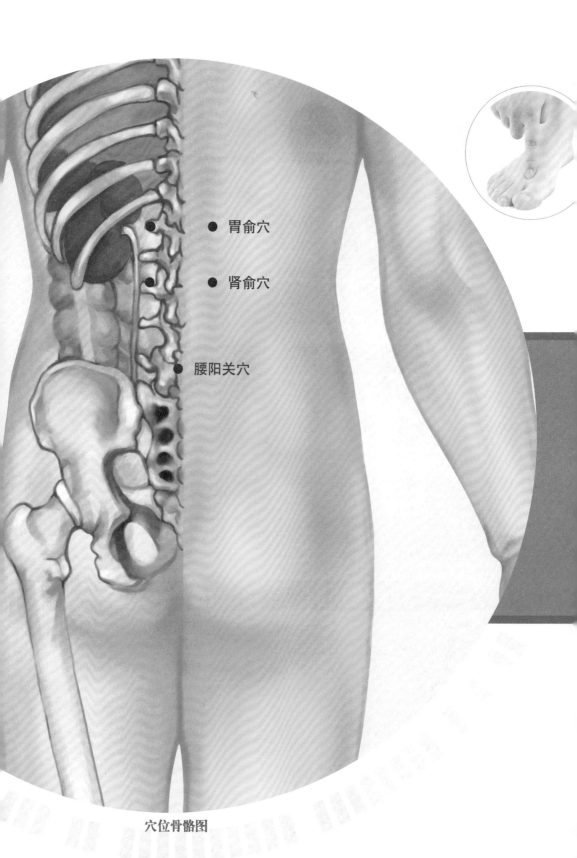

● 胃俞穴

● 肾俞穴

● 腰阳关穴

穴位骨骼图

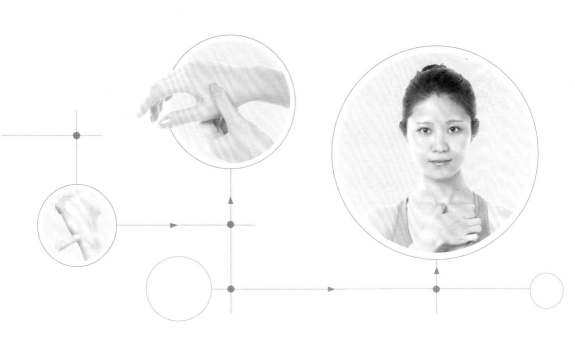

第三章
守五脏、补气血常用穴

不同季节之间气候差异大，对于想通过按摩来调补五脏气血的人，应该按照季节变化来按摩对应的穴位。就像人们在天冷的时候穿厚衣服保暖，天热的时候穿薄衣服散热一样，只有对季节的变化及时做出反应，才能事半功倍。

本章介绍了季节和五脏的关系，以及不同季节应选择哪些常用穴位进行按摩。

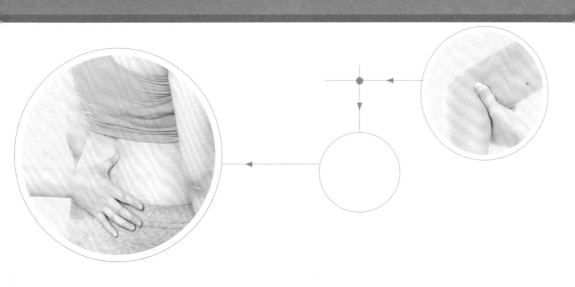

春季宜养肝

中医认为，肝气旺于春季，故春季应以养肝为主。肝气宜舒畅，肝气不畅，人体的气血津液都会受到影响，从而生病。春季阳气旺盛，万物向阳而生，所以应在春季养护阳气，也利于养肝。

肝脏容易出现哪些问题

当肝脏出现问题时，有几个典型的特征，如爱发脾气、易疲劳、目眩、脸色发黄等。爱发脾气是因为肝气不舒，肝火旺导致的；脸色发黄、目眩是肝血不足引起的；容易疲劳是肝主疏泄的功能失常。当出现这些症状时，要及时对症进行调理，以保持身体健康。

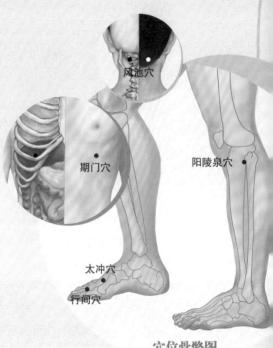

穴位骨骼图

风池穴

期门穴

阳陵泉穴

太冲穴

行间穴

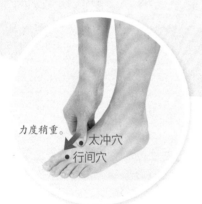

力度稍重。
太冲穴
行间穴

○按摩太冲穴、行间穴
疏肝理气、降肝火

用拇指指腹分别对太冲穴、行间穴进行按揉，每次按揉3分钟左右。

可以用拇指从太冲穴推至行间穴，重复操作30~50次。也可在睡前泡脚时以左脚脚跟推右脚太冲穴至行间穴一条线30~50次，左脚重复此操作。

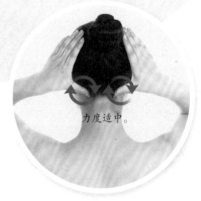

力度适中。

○按摩风池穴
助阳气和肝气

用双手拇指指腹按揉两侧风池穴，每天按揉1~3分钟。

风池穴是胆经的穴位。春季应养阳，经常按摩此穴，可以助阳气和肝气，更利于养肝。

玫瑰、香附泡茶喝，可疏肝解郁；多吃青色食物，如芹菜可调节血脂，绿豆可清肝经中的湿热之气；经常吃点菠菜、花生，可以养肝血；经常抽筋可以用白芍进行食疗调理。

除了按摩以上穴位保健外，还可以经常刺激肝经来保养肝脏。肝火旺容易导致头痛、目眩，这时可以按摩百会穴和太阳穴来缓解疼痛。

饮食调理
按摩调理
运动调理
情志调理

经常慢跑可提升肝脏功能；肝主筋，经常拉筋可以使筋力强健，气血通达，从而肝气舒畅。

当肝气不舒时容易动怒，伤肝，这时要调整好自己的情绪，心态放平和才有利于养肝疏肝。

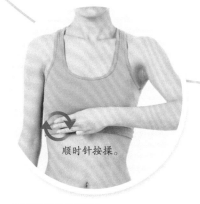

顺时针按揉。

○按摩期门穴
疏肝理气、活血

用食指、中指、无名指三指并拢按揉期门穴，每次 3~5 分钟。

期门穴也是肝经上的穴位，不仅可以健脾疏肝，还可以理气活血。当肝气不舒时，脾胃也容易出现问题，可以通过刺激期门穴来调和因肝脾不适出现的症状。

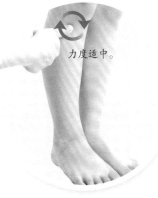

力度适中。

○按摩阳陵泉穴
清肝胆湿热

用拇指按揉阳陵泉穴 3 分钟左右，也可用拇指点拨阳陵泉穴 3~5 分钟。

阳陵泉穴具有清肝胆湿热的作用，有助于祛除肝内邪气，增强肝的疏泄功能，还可预防脂肪肝。

肝血虚怎么办

40 岁以上的人容易出现腰腿痛、落枕、睡觉时腿抽筋、头晕眼花、睡觉盗汗、失眠多梦等症状，这是肝血阴虚的表现。由于气血两亏，脾胃失调导致肝血虚，肝血虚还容易引起肝阴虚。面对肝血阴虚导致的诸多症状，一般可以选择对应的穴位按摩调理。

食疗方

生地 15 克，白芍 10 克，用水煎服，再配上杞菊地黄丸服用。每天配合按摩三阴交穴、阳陵泉穴和承山穴，可以有效改善肝血阴虚的症状。

三大穴位缓解肝血虚

按摩三阴交穴能够起到保养肝脏的作用；按摩阳陵泉穴能够改善肝、胆及腿抽筋的症状；脾气暴躁、火气大的时候可以按摩一下太冲穴，能疏解情绪。

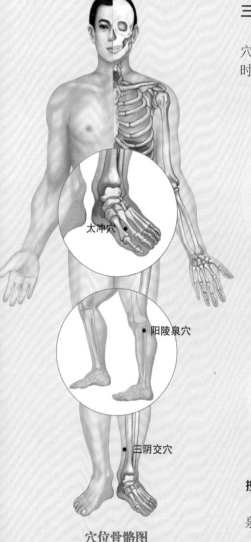

太冲穴

阳陵泉穴

三阴交穴

穴位骨骼图

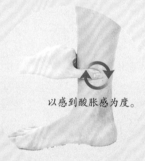

以感到酸胀感为度。

按摩三阴交穴

每天用拇指按揉或按压三阴交穴，每次按摩 1~3 分钟，可以调补肝、脾、肾的气血，从而慢慢缓解肝血阴虚的症状。

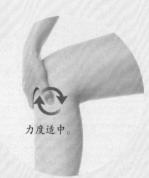

力度适中。

按摩阳陵泉穴

用拇指按揉或点拨阳陵泉穴 3~5 分钟。

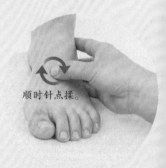

顺时针点揉。

按摩太冲穴

用拇指或食指指腹点揉太冲穴 1~3 分钟，以有酸胀感为宜。

三阴交穴

三阴交穴是肝、脾、肾三条阴经交会的穴位。正因为是三经交会的重要通衢之处，所以刺激它可以把三条阴经的经气全调动了，可防治肝、脾、肾三脏上的诸多病症。

阳陵泉穴

阳陵泉穴是特定穴"八会穴"中的"筋会"，也就是全身筋的总汇之处，所以临床上用此穴治疗与筋相关的病症有很好的疗效。另外，此穴对胆经上的疾病也有效果。

太冲穴

太冲穴是肝经的原穴，有良好的疏肝解郁、调肝理气的作用，肝郁会导致气血瘀滞，气机调畅有助于肝血的运行，因此太冲穴有助于改善肝血不足的症状。

熬夜会令血液不能归于**肝脏**，影响治疗效果。

居家调养

肝阴虚者平时要多吃一些酸味的食物，因为酸甘化阴，可以补充阴液；少吃辛辣食物，因为辛辣食物容易耗伤津液。

扫一扫 看按摩手法视频

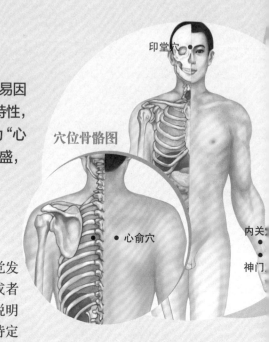
穴位骨骼图

印堂穴

心俞穴

内关穴

神门穴

夏季养生

夏季宜养心

夏季，万物繁茂，阳气旺盛，阳气容易因火热、排汗等而外泄。火具有温热向上的特性，心阳具有温煦的功用，故心属火。中医认为"心与夏气相通应"，心的阳气在夏季较为旺盛，所以夏季更要注意心脏的养生保健。

心脏容易出现哪些问题

心主血脉且开窍于舌。当我们经常感觉发冷（心寒、心虚）、疲惫、胆小、健忘，或者出现舌头发红、口中少津等症状的时候，说明心脏已经给我们敲响了警钟。如果经常对特定的几个穴位给予刺激，不仅有助于心脏的保养，还可以防治一些心脏疾病。

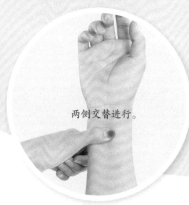
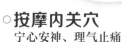
两侧交替进行。

睡前按揉有助于睡眠。

○按摩内关穴
宁心安神、理气止痛

点按内关穴10秒钟，然后松开，重复操作。每次至少3分钟。按摩力度不宜过重。

内关穴擅长防治内脏疾病，尤其有助于防治心脏疾患。临床还发现，内关穴对心脏功能具有双向调节作用，可使病理状态下的心功能趋于正常，使失调变平衡。

○按摩神门穴
镇静安神、补益心气

每天睡前用拇指指腹按揉神门穴5~10次，随时随地都可以进行。

神门穴有镇静安神、补益心气、畅通经络的作用，临床上常用来治疗各种神经疾患，如神经衰弱、健忘、失眠等。神门穴属心经，因此也可缓解心血管疾病，如心绞痛，神门穴配合心俞穴、厥阴俞穴进行调理，效果较佳。

心脏的保养离不开清淡的饮食习惯。心血不足者应禁食辛热香燥之物，可选择阿胶、桂圆来补充心血，改善心悸、失眠等症状。另外，食用银耳、百合、海带、菠菜等对心脏也大有益处。

党参是常用的补气护心中药，可有效改善气虚所导致的心慌、气短、乏力、手足冷、畏寒、面色苍白等症状。可用党参泡茶或炖汤喝，以养护心气。

散步和慢跑可以维护血管内皮功能和抗氧化作用，增强心肺功能。久坐不运动的人群，患冠心病的概率更高。因此，积极参加体育锻炼是防治心脏病的有效手段之一。

午时小憩，能够让心脏得到休息，起到养心安神的功效。午时阳盛阴弱，所以午休能滋阴，让身体进行自我调整，帮助恢复元气。

饮食调理
中药调理
运动调理
睡眠调理

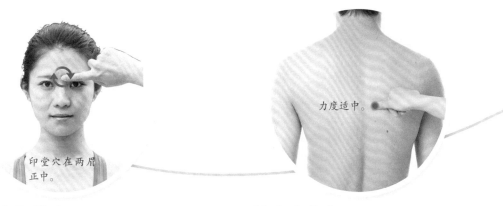

印堂穴在两眉正中。

力度适中。

○按摩印堂穴
清脑健神、舒心宁志

用食指指腹按揉印堂穴 2~3 分钟。可以顺时针、逆时针各按揉 20~30 圈。

当人们用脑过度、精神疲惫的时候，往往不自觉地按揉前额，就是印堂穴。刺激此穴可以舒心宁志、安神醒脑，从而缓解疲劳。

○按摩心俞穴
养心安神

用拇指指腹点压或按揉心俞穴 1~3 分钟。

人体精神情绪的异常波动，血管收缩舒张功能紊乱，以及多汗、自汗、盗汗、面色苍白、缺少光泽、语言困难等诸多问题，都与心有关，皆可取心俞穴进行调理。

心脉瘀阻怎么办

心脉的正常运行与心气充沛、血液充盈、脉道通利三者有关。若因久病体虚，思虑劳心过度，心之阳气不足以推动血液运行时，则容易导致瘀血内阻、气机阻滞，而使心脉受阻出现心血瘀阻证。心脉瘀阻时症状多见时有心慌、心胸憋闷疼痛、四肢怕冷、时常叹气。

五味子粥

五味子 10 克，大米 100 克。将大米、五味子洗净放入砂锅中，加适量清水，大火煮沸，用小火熬到大米熟烂即可。五味子粥能够补血养气。

四大穴位缓解心脉瘀阻

公孙穴可通冲脉，对舒筋、引血、行瘀有重要作用；极泉穴与心经相连，按摩极泉穴能舒心理气、强健心脏，缓解胸闷心痛等症；按摩大陵穴有清心宁神的功效，可辅助治疗心绞痛；内关穴是公认的心脏保健穴，要想心脏疾病不来找，按摩内关穴效果好。

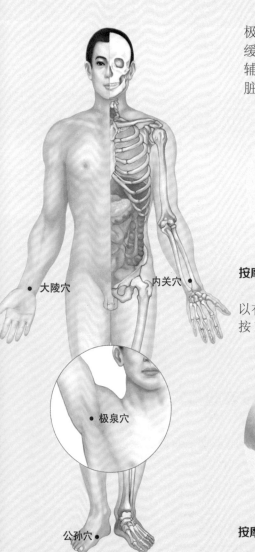

穴位骨骼图

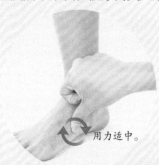

用力适中。

按摩公孙穴

用拇指指腹点揉公孙穴，以有酸痛感为度。每天早晚各按 1 次，每次 1~3 分钟。

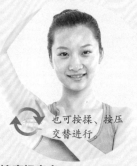

也可按揉、按压交替进行。

按摩极泉穴

用拇指或中指按揉 1~分钟。也可压放极泉穴，手指按压该穴 10 秒左右，突然放手，重复 2~3 次。

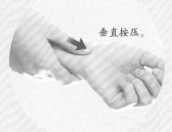

垂直按压。

按摩大陵穴

用拇指指尖按压大陵穴，力度稍微轻些，每次 1~3 分钟，每日 1~2 次。

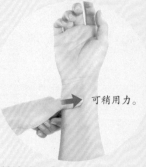

可稍用力。

按摩内关穴

用拇指指尖按压内关穴 3~5 分钟，每日 2~3 次，可左右两侧交替进行。

大陵穴

大陵穴是手厥阴心包经的原穴，有安神的功效，可缓解烦躁等症状，还可辅助治疗心痛、心悸等心脏疾病。

内关穴

手厥阴心包经"起于胸中，出属心包络"，心主血脉，心藏神，内关穴又为心包经络穴，故可缓解心胸和神志方面的疾病。心脏不好的人可常按摩此穴。

公孙穴

常按揉公孙穴有健脾生血的功能，能调节气血盛衰，益气活血，使原本气血不足的心脏气血充足，心主得养，心神安宁。

极泉穴

极泉穴是手少阴心经腧穴，心主血脉、主神志，故极泉穴可调血止痛、养心安神，主治心神病。

红色食物能养护心脏，但**糖尿病患者应慎食石榴、大枣**等高糖食物。

居家调养

中医认为，红色属于五行中的"火"，在五脏中对应心，能增强心脏功能。多吃红色食物有补血、活血的功效，能够起到缓解心血瘀阻的作用。

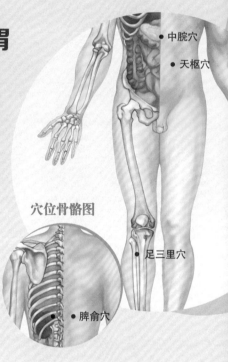

长夏季节宜养护脾胃

脾和胃是互为表里的两个器官。脾主运化，就是把吃进去的食物转化为气血，然后再运送给全身的脏腑器官吸收；脾还主升清，清与浊相对，浊就是身体排出去的浊气、浊水、浊便，脾负责把浊气排出体外，把清气，也就是精华升上去。胃是水谷气血之海，对吃进去的食物进行初步的消化，然后再被脾加工好运走。

穴位骨骼图

· 中脘穴
· 天枢穴
· 足三里穴
· 脾俞穴

脾胃容易出现哪些问题

长夏季节，湿气比较重，容易伤脾。如果在这个时节经常吃生冷肥腻的食物，或者穿湿乎乎的衣服，睡在潮湿的地方，都会损伤脾胃，容易出现肠胃疾病，如腹泻、腹胀、食欲不振、便秘，还会影响精神状态，如失眠、健忘、心慌等。所以长夏时节，要注意健脾祛湿，可以通过一些常用穴位来养护脾胃。

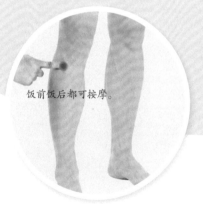

饭前饭后都可按摩。

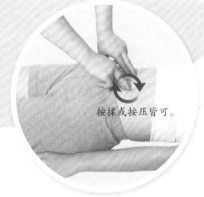

按揉或按压皆可。

○按摩足三里穴
强健脾胃

用食指或拇指指腹点按足三里穴1~3分钟。

足三里穴为保健要穴，可以强健脾胃。当脾胃有问题了，可选足三里穴进行调理。

○按摩天枢穴
调和肠腑、理气消食

用双手拇指按压天枢穴1~3分钟；也可用双手中指按揉天枢穴1~3分钟。

刺激天枢穴可改善脏腑功能，消除或减轻肠道功能失常而导致的各种疾病，如腹痛、腹胀、便秘、腹泻等肠胃病。

左侧竖排：长夏养生

长夏时节，为了防止湿邪困脾，可适当食用一些具有健脾除湿功效的食物，如薏苡仁、赤小豆、冬瓜等，熬成粥或做汤喝皆可。根据中医理论，黄色与脾对应，可以多吃一些黄色食物来健脾补脾，如小米、南瓜、玉米、土豆等，还能保护胃黏膜，预防胃炎、胃溃疡。

饮食调理

中药调理

按摩调理

运动调理

如果经常腹胀、消化不良，可以用陈皮、山楂、神曲、麦芽等中药来调理，消食化积的效果很好；脾胃虚弱者可选用党参、山药、黄芪、大枣等中药来补脾气。

对于脾胃不好的人，除了经常按摩足三里穴、天枢穴、脾俞穴等一些保健穴位外，每天饭后半小时或 1 小时，用手掌对肚脐部位进行顺时针按揉，每次揉 5 分钟左右，可以促进消化，健脾和胃。

俗话说"饭后百步走，能活九十九"。经常散步，可以强健脾胃促进胃肠蠕动，提高消化吸收能力，防止消化不良、便秘、腹胀等问题的发生，从而起到养护脾胃的目的。

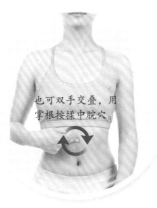

也可双手交叠，用掌根按揉中脘穴。

○按摩中脘穴
治胃病、促消化

每天饭后半小时到 1 小时用拇指或食指按揉中脘穴 5 分钟左右，力度适中。

坚持按摩中脘穴能够促进消化，改善腹痛、腹胀、慢性胃炎、嗳气、恶心、呕吐等症状。

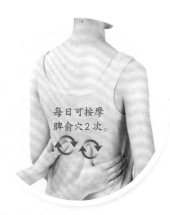

每日可按摩脾俞穴 2 次。

○按摩脾俞穴
增强食欲、补脾摄血

用双手拇指指腹按揉脾俞穴 1~3 分钟。也可用双手拇指按压脾俞穴 50 次。

脾俞穴为脾之背俞穴，可健脾和胃，辅助治疗消化系统的病症。

脾气虚怎么办

脾气虚主要表现为精神疲乏、全身疲乏无力、少气懒言、食欲不振、食欲缺乏，特别是进食后感觉身体困倦，同时出现便溏、呕吐，甚至是泄泻的症状。脾气虚多因饮食不节，劳累过度，久病耗伤脾气所致。如果长期脾气虚，还会出现中气下陷的症状，如脱肛或者是子宫脱垂。面对脾气虚导致的诸多症状可以选择相应的穴位进行按摩调理。

温脾方

取食盐 100 克，上火炒热，装入布袋，敷在背部脾俞穴附近，敷到盐凉为止，可散寒温脾。

四大穴位缓解脾气虚

可以通过按摩脾经、胃经上的穴位来缓解脾虚症状。每次选择中脘穴、天枢穴、气海穴、关元穴、足三里穴、阴陵泉穴、三阴交穴、公孙穴这些穴位中的 3~4 个穴位进行按摩保健。

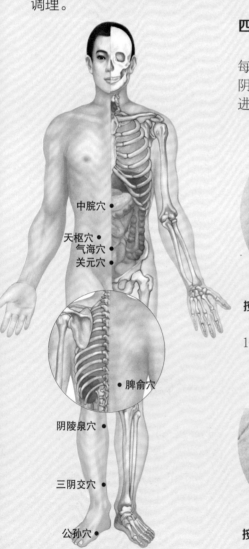

穴位骨骼图

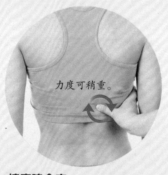

按摩脾俞穴
用拇指指腹按揉脾俞穴 1~3 分钟。

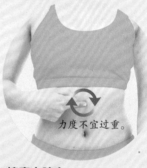

按摩中脘穴
用拇指或中指指腹按揉中脘穴 2~3 分钟。

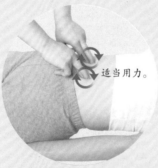

按摩天枢穴
用食指或中指指腹按揉两侧天枢穴 1~3 分钟。

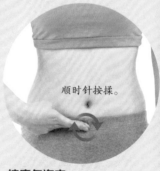

按摩气海穴
用中指指腹按揉气海穴 3~5 分钟，手法要轻柔。

针对**脾气虚者**的治疗，除了**刺激穴位**的方法，也可在医生的指导下服用**补中益气丸**来治疗。

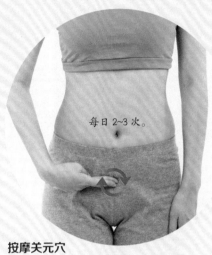

每日 2~3 次。

按摩关元穴

用中指指腹点揉关元穴 1~3 分钟。

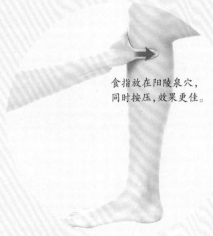

食指放在阳陵泉穴，同时按压，效果更佳。

按摩阴陵泉穴

用拇指按压阴陵泉穴 1~3 分钟。

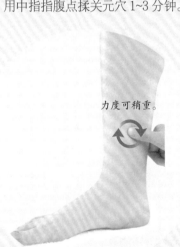

力度可稍重。

按摩三阴交穴

用拇指指腹按压或按揉三阴交穴 1~3 分钟。

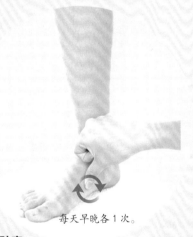

每天早晚各 1 次。

按摩公孙穴

用拇指指腹点揉公孙穴 1~3 分钟，以有酸胀感为度。

居家调养

每日晨起后和入睡前，可躺在床上做仰卧起坐运动，每次 1 分钟。老人可取仰卧睡姿，双掌叠加置于腹部，以肚脐为中心，顺时针按摩 1 分钟。

秋季宜护肺

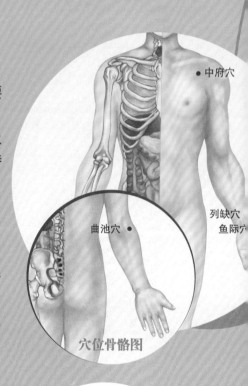

秋季气候的主要特征为燥。秋燥当道，缺乏水分的濡润，肺脏容易受伤，所以秋天要防燥养肺。另外，秋季容易使人悲伤，肺主气，能宣发周身的气血，若是气郁不畅，自然损及肺脏。喜气有利于气血运行，为此平时要保持情绪舒畅，尽量远离悲伤情绪。

穴位骨骼图

肺脏容易出现哪些问题

呼吸功能是由肺掌管的，在肺主呼吸的作用下，气体得以实现交换，体内环境得以改善。若是肺掌管呼吸的功能异常，就会出现呼吸不畅、咳嗽气喘等症状。如果出现这些症状，就需要重视养肺，增强肺主呼吸的功能。

秋季养生

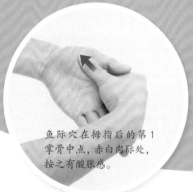
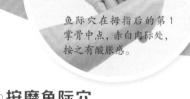

鱼际穴在拇指后的第1掌骨中点，赤白肉际处，按之有酸胀感。

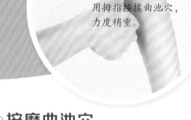

用拇指按揉曲池穴，力度稍重。

○按摩鱼际穴
清肺平喘治感冒

用拇指指腹交替按压两侧鱼际穴，感觉酸痛时，再稍稍坚持一会儿。

鱼际穴能清肺泻火，具有解表、利咽、化痰的功效，用于缓解各种肺热证。每天坚持刺激鱼际穴，能增强肺功能，改善易感冒者的体质状况，提高其抵御外邪的能力。

○按摩曲池穴
清燥祛热

每天阳气较盛的时候，即11~13点，此时段比较适合按摩曲池穴，按摩2分钟。

秋初久晴无雨，为温燥性质；深秋初凉，属凉燥性质，都以皮肤干燥、体液缺乏为特征。按摩曲池穴可以清燥祛热，对呼吸系统疾病有很好的疗效。

肺怕燥，所以秋冬季节适宜吃些滋阴润肺的食物，如藕、梨、百合、枇杷、莲子、萝卜等，能健脾化痰。尤其是雪梨，有生津止渴、化痰止咳的功效，适宜在秋季食用。

饮食调理

中药调理

黄芪是一种常用的中药材，具有补气升阳、益气固表、托毒生肌、利水退肿等功效。取生黄芪 10~20 克，用沸水冲泡，加盖闷数分钟，趁热温服。每天服用有补中益气之功效。

呼吸调整

每天多次深呼吸，能够增强肺的功能，提高身体活力。深呼吸可以帮助肺将气进一步肃降和宣发，吸入更多的清气。深呼吸是呼、吸 2 个过程，在吸入清气的同时也有助于将更多的浊气排出体外。

情志调整

平时宜克制情绪，遇事冷静，正确对待顺境和逆境。可以通过练书法、下棋来怡情悦性，通过旅游来寄情山水、陶冶情操。平时可以多听一些曲调舒缓、轻柔、抒情的音乐，保持平和的心态，少动怒。

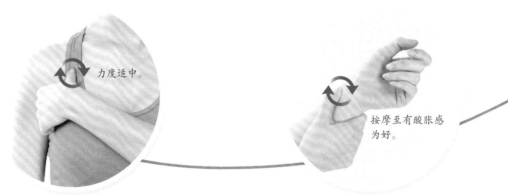

力度适中。

按摩至有酸胀感为好。

○ 按摩中府穴
调理肺气、安神定志

用拇指指腹按揉中府穴，每次左右两侧各按 1~2 分钟。

中府穴为肺经募穴，能肃降肺气、清泄肺热。老年人到了冬季容易诱发支气管哮喘，按摩中府穴可以调节肺脏宣发肃降的生理功能，能清肺理气、止咳平喘，可用来预防和缓解由于支气管哮喘引发的肺部不适等症状。

○ 按摩列缺穴
止咳平喘、宣肺祛风

用拇指指腹按揉列缺穴约 3 分钟，可以补养肺气。

列缺穴是肺经的穴位，既是肺经经气疏散的位置，又是八脉交会穴之一。列缺穴通任脉，可辅助治疗肺系病症。

肺阴虚怎么办

肺脏喜润恶燥，肺阴不足，虚热内生，灼液成痰，胶困难出，故干咳无痰或痰少而黏；肺阴亏虚，不能濡养肌肉，故消瘦；虚热内炽故五心烦热；虚火上炎则颧红；热扰阴营故盗汗；热灼肺络，络伤血溢则痰中带血；喉失阴津濡润故声音嘶哑。面对肺阴虚导致的诸多症状一般可以选择相应的穴位进行按摩调理。

沙参麦冬茶

南沙参9克，麦冬6克，甘草3克。用沸水冲泡，去渣取汁，代茶饮服。此茶具有滋阴润肺、止咳化痰的功效。

四大穴位缓解肺阴虚

按摩合谷穴能够缓解胸闷气短、多咳多痰等症状；太渊穴是缓解肺虚常用穴，按摩太渊穴对咳嗽、痰多有很好的疗效；按摩尺泽穴、中府穴可滋阴润肺，防治各种呼吸系统的疾患。

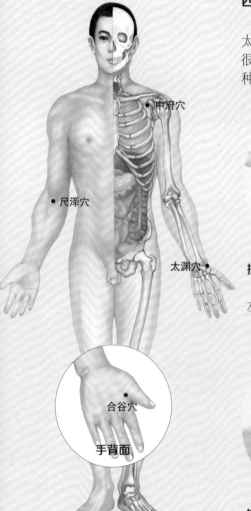

穴位骨骼图

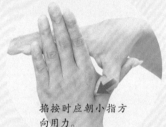

掐按时应朝小指方向用力。

按摩合谷穴

每天掐按合谷穴3分钟左右，两侧交替进行。

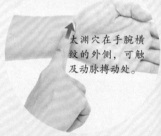

太渊穴在手腕横纹的外侧，可触及动脉搏动处。

按摩太渊穴

用拇指或食指指腹按压太渊穴，每天可进行多次按压，每次1~3分钟。

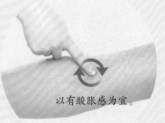

以有酸胀感为宜。

按摩尺泽穴

用拇指指腹按压2~3分钟，或用食指指腹按住尺泽穴，轻轻揉动3分钟左右。

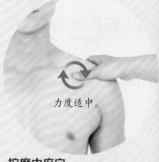

力度适中。

按摩中府穴

用拇指施力按揉中府穴1~2分钟，可滋阴润肺。

太渊穴

太渊穴是手太阴肺经上的俞穴，有补益肺气、通脉止痛的作用，常用于辅助治疗肺阴虚造成的各种疾病。

尺泽穴

在外源性感染疾病中，发病于呼吸系统、消化系统以及皮肤者较多。此时需要的就是清热宣肺、化痰降气，若采取经穴调理，选择尺泽穴较为合适。

合谷穴①

合谷穴是大肠经经气的聚居之地，脏腑中肺与大肠相表里，经络中手足阳明经两脉连贯。合谷穴不仅是镇痛的要穴，也可以解表退热。

中府穴

中府穴是肺的募穴，即肺脏气血直接输注的地方，可以反映肺的情况，是诊断和调理肺病的重要穴位之一。按摩中府穴可止咳平喘、清泻肺热。

中医注重**长期疗效**，若患有**急性肺部病症**，应尽快到医院就医。

居家调养

　　肺阴虚者应通过多吃白色食物和多喝水来达到滋阴润肺的效果。同时选择适宜自己的锻炼方式，如慢跑、太极拳、瑜伽等运动改善体质，增强心肺功能。

---

① 合谷穴在手背，第2掌骨桡侧的中点处。
注：实线为正面穴位，虚线为侧面穴位。

冬季养生

冬季补肾精

　　冬季寒气易伤肾，不注意保养，会出现骨骼拘急、抽搐、活动不利等脑卒中症状。寒气伤肾，还能引起各种虚寒性的性功能障碍。肾主骨，如果出现骨质增生、骨骼钙化等症状可能是肾出现了问题。

肾脏容易出现哪些问题

　　肾脏在日常养生中很受人们的重视，肾若不好会引起多种病症，如肾精不足、骨髓空虚、骨骼失养，导致牙齿不坚固、易患骨质疏松症；或者肾阳不足，导致经常腹泻，尤其是在天将明时，中医里将其称为"五更泻"。

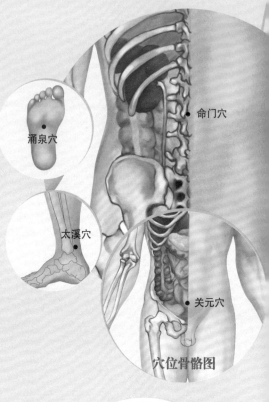

涌泉穴

命门穴

太溪穴

关元穴

穴位骨骼图

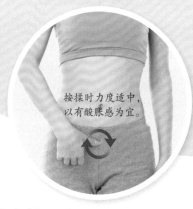

按揉时力度适中，以有酸胀感为宜。

○ 按摩关元穴
培肾固本、调气回阳

　　用中指点揉关元穴，每日 2~3 次，每次 1~3 分钟。或用拇指指腹按揉关元穴 2 分钟。

　　关元穴是泌尿系统、生殖系统疾病的"克星"。经常按摩关元穴，可有效缓解遗精、阳痿、早泄、前列腺炎等疾病。

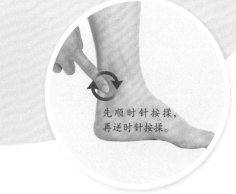

先顺时针按揉，再逆时针按揉。

○ 按摩太溪穴
补肾益气、强健腰膝

　　用拇指或食指指腹按揉太溪穴，早晚各1次，每次3分钟左右。

　　太溪穴为肾之元气停留和经过的地方，因此地位显得尤为重要。太溪穴在临床上擅长治疗肾虚所引发的病症，有固肾强腰膝的作用。

黑色入肾，常吃黑色食物能够滋养、呵护肾脏，如黑米、黑豆、黑芝麻等。另外，饮食也要有禁忌，盐分摄入过多容易导致肾功能衰退；饮水过少容易导致肾脏损伤。

五味子泡水喝具有补肾固精、收敛固涩、益气生津、宁心安神等功效，可改善肾虚引起的盗汗、烦渴、早泄等症。

饮食调理

中药调理

按摩调理

运动调理

肾窍指耳。中医认为"在脏为肾，在窍为耳"，所以耳坚者肾坚，耳薄不坚者肾脆。每天工作累时，反复轻拉耳垂 3 分钟左右，每天 1 次，能够缓解疲劳、养肾护肾。

在人体的大腿内侧，有三条阴经通过，分别是足太阴脾经、足厥阴肝经、足少阴肾经。每天踮脚走路 100 步左右，能对三条阴经形成刺激，故而发挥其补肾养元、填髓益精的作用。

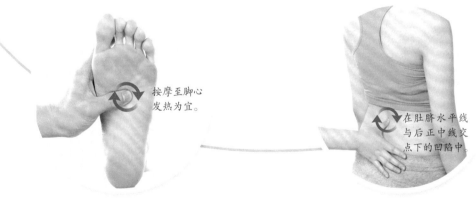

按摩至脚心发热为宜。

在肚脐水平线与后正中线交点下的凹陷中。

○按摩涌泉穴
滋阴益肾、强肾固本

热水洗脚后，用拇指按揉涌泉穴 3~5 分钟。

肾为人体阴阳精血之根，足少阴肾经起始于涌泉穴。涌泉穴在人体养生、防病、治病、保健等各个方面都起着非常重要的作用。常按涌泉穴可增强体质，有滋阴益肾的功效。

○按摩命门穴
阳痿、肾虚就按它

用拇指指腹用力按揉或点按命门穴，有强烈压痛感，每次 3~5 分钟。

肾为生命之源，命门穴在两肾之间，相当于肾气出入的门户。命门穴为培元补肾、固精壮阳、通利腰脊的要穴，可辅助治疗阳痿、遗精、腰痛、泄泻等疾病。

肾阳虚怎么办

肾中藏有阴阳，所以有肾阴虚和肾阳虚之说。肾阳是一身火力的发源地，生命活力离不开肾阳的鼓动。所谓肾阳旺，全身之阳皆旺；肾阳衰，全身之阳皆衰；肾阳灭，全身之阳皆灭。肾阳虚的症状有形寒肢冷、腰膝酸软或阳痿不举、宫寒不孕等，对应治疗原则是温补肾阳。

板栗核桃饮

板栗肉 10 粒，核桃仁 50 克。将板栗肉蒸熟后同核桃仁一同放入榨汁机中，加适量温开水，捣成泥状即可。常喝此饮能够温补肾阳。

四大穴位解决肾阳虚

按摩气海穴、命门穴能够补肾虚、益元气，可辅助治疗生殖系统和泌尿系统方面的疾病；按摩肾俞穴可保护与调补肾气，防病治病；按摩腰阳关穴能够疏通阳气，辅助治疗腰骶痛、下肢痿痹、遗精、阳痿等症状。

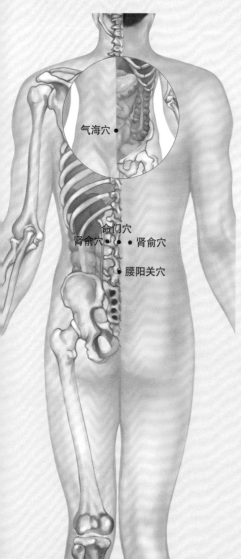

气海穴

命门穴
肾俞穴 • • 肾俞穴

腰阳关穴

穴位骨骼图

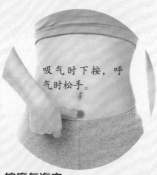

吸气时下按，呼气时松手。

按摩气海穴

用拇指指腹点按气海穴 10 次，动作要轻柔。

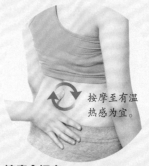

按摩至有温热感为宜。

按摩命门穴

用拇指指腹按揉或点按命门穴 3 分钟左右，力度适中。

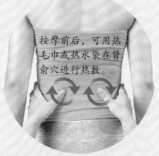

按摩前后，可用热毛巾或热水袋在肾俞穴进行热敷。

按摩肾俞穴

用双手拇指指腹按揉两侧肾俞穴 1~3 分钟，力度适中，早晚各 1 次。

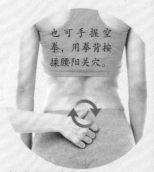

也可手握空拳，用拳背按揉腰阳关穴。

按摩腰阳关穴

每天用拇指指腹按揉腰阳关穴 1~3 分钟，可调理遗精、阳痿。

气海穴①

气海穴是人体先天元气汇集之处，具有培补元气、回阳固脱的作用。对此穴进行刺激能温补肾阳、除寒暖身。体寒者、精神不振者可对气海穴进行艾灸。

肾俞穴

肾俞穴是肾气传送、传输之地，具有壮阳气、滋阴精、利水消肿、开窍的功效。肾俞穴可以直接补肾阳，按摩此穴，可以在短时间内生发阳气，鼓动肾气，改善肾虚的症状。

腰阳关穴

腰阳关穴为督脉阳气通过之关，正好处于易受寒的中间地带。经络不通，会感到后背发凉，只要打通腰阳关穴，阳气顺行而上，腰背就不冷了。

命门穴

命门穴是人体督脉上的要穴，也是人体的长寿大穴，对肾阳虚者有着良好的疗效。对于中老年人来说，经常搓擦命门穴可强肾固本、温肾壮阳。

肾喜阳怕冷，是**先天之本**，调理肾阳虚要用**补法**。

居家调养

阳虚的人可以多晒背部，因背部属阳，膀胱经为太阳经，且循行于背部。所以，晒背部不仅可以激发背部阳气，还可通过经络循行，激发全身阳气。

① 气海穴为腹部穴位，命门穴、肾俞穴、腰阳关穴为背部穴位。

补气补血常用穴

气血是脏腑、经络等组织器官进行生理活动的物质基础。气，是不断运动着的具有很强活力的精微物质，起着推动、温煦等作用；血，基本上是指血液，起着濡养、滋润等作用。机体的脏腑、经络所需能量来源于气血，气血的生成和代谢，又依赖于脏腑、经络的正常生理活动。所以补气血即是补五脏，它们互为因果。

补气血食物

因为气血生化的源头是脾胃，所以补养气血，以食补为主。常见的补养气血的食材有：黑米、黑芝麻、樱桃、大枣、桂圆、山药、莲藕、胡萝卜、牛肉、乌鸡等。

四大穴位补气补血

足三里穴可补益气血，缓解气血亏虚引起的症状；血海穴为血的汇聚之处，能够活血补血；脾俞穴是气血生化之源；神阙穴能够补气益血，对虚损性疾病有辅助治疗作用。

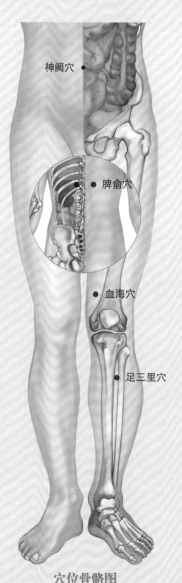

神阙穴

脾俞穴

血海穴

足三里穴

穴位骨骼图

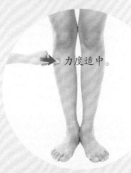

力度适中。

按摩足三里穴

用拇指指腹按压足三里穴 20 次左右。

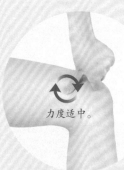

力度适中。

按摩血海穴

用拇指指腹按揉血海穴，早晚各 1 次，每次 3~5 分钟。

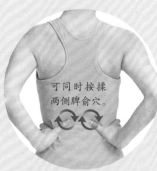

可同时按揉两侧脾俞穴。

按摩脾俞穴

用拇指指腹在脾俞穴按揉 1~3 分钟左右，力度适中。

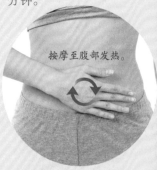

按摩至腹部发热。

按摩神阙穴

用手掌摩神阙穴 1~3 分钟

心平气和常用穴

若是每日早起感觉胸中憋闷，或是情绪不稳定，容易急躁，在排除脏腑器官病变的情况下，真正的原因应该是肝气不舒。这种坏情绪一旦长期持续下去，免疫力就会受到影响。面对肝气不舒导致的诸多症状，可选择相应的穴位进行按摩调理。

绿豆薏苡仁粥

绿豆 50 克，薏苡仁 30 克。绿豆、薏苡仁分别洗净，放入锅中，加适量清水，煮至熟烂即可。绿豆薏苡仁粥可清热解毒、清心利尿。

四大穴位心平气和

太冲穴是肝之原穴，不论是肝火、肝气，皆可刺激此穴泻之、平之；行间穴的主要作用之一就是泻肝火、疏气滞，行间穴是改善情绪的有效穴位；膻中穴能宽胸理气，可舒缓焦躁情绪；内关穴有疏肝理气的功效。

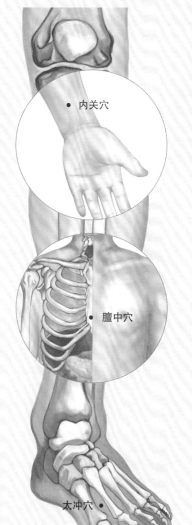

穴位骨骼图

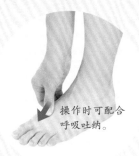

操作时可配合呼吸吐纳。

按摩太冲穴

每晚睡前先用热水泡脚，然后用拇指指腹从太冲穴向行间穴推揉，重复操作 30~50 次。

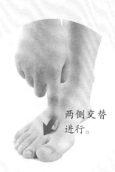

两侧交替进行。

按摩行间穴

用食指尖端从行间穴向脚尖的方向推揉 3~5 分钟。

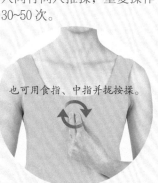

也可用食指、中指并拢按揉。

按摩膻中穴

中间三指并拢，按揉膻中穴 50 次。

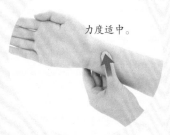

力度适中。

按摩内关穴

用拇指指尖按压内关穴 3~5 分钟，每日操作 2~3 次。

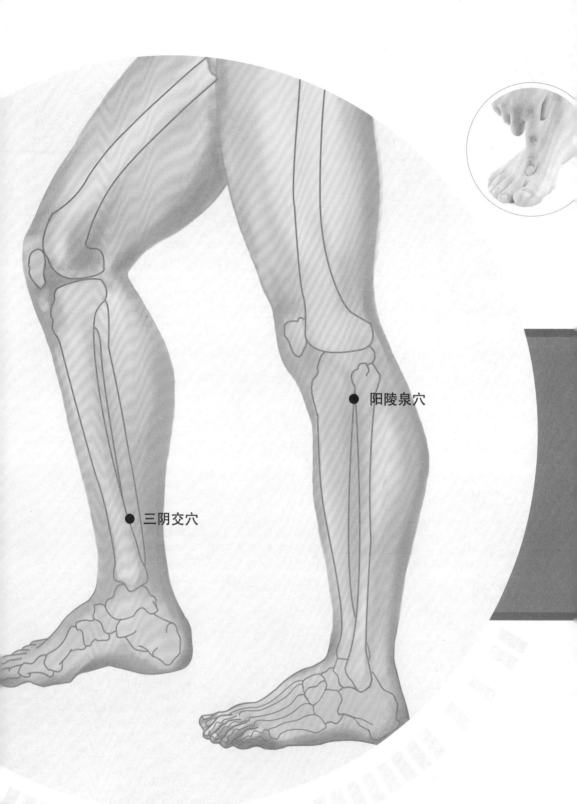

阳陵泉穴

三阴交穴

穴位骨骼图

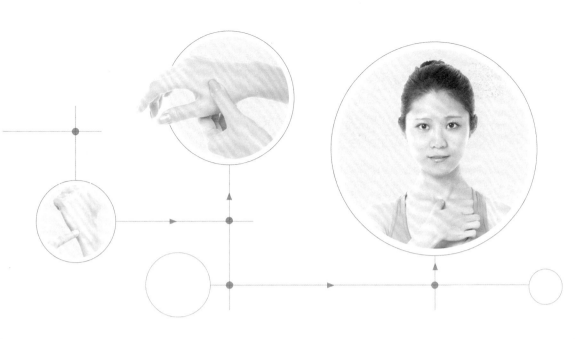

第四章
对症按摩，一按见效

　　近年来，越来越多的人被糖尿病、高血压、痛风等慢性病困扰着，这些慢性病不能用药根治，只能居家调理，配合一些食疗方法、中医按摩缓解病痛。而中医按摩因其操作简单，能直击痛点、缓解疼痛，且安全无副作用，受到越来越多患者的信赖。本章主要针对老人、男性、女性、孩子等不同人群，挑选常见疾病，精选有效穴位，对症按摩，并且有专业医师进行视频演示操作，一步一步教你学会穴位按摩，缓解病痛，提高身体免疫力。

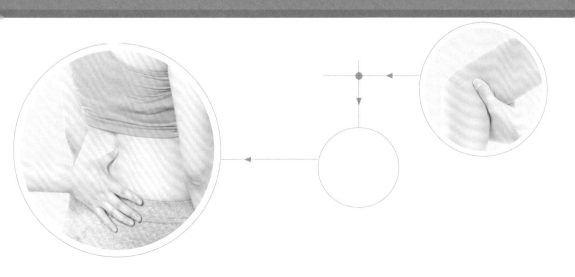

小病小痛、慢性病一按见效

糖尿病

糖尿病是一种常见的内分泌代谢性疾病，是由于人体内胰岛素分泌或者作用不足，而引起的糖、蛋白质、脂肪代谢紊乱。糖尿病患者持续出现高血糖和糖耐量降低，并出现多饮、多食、多尿、头晕、乏力和体重减轻等症状，常被描述为"三多一少"，即多饮、多食、多尿和消瘦。中医称之为"消渴"，即消瘦烦渴。病机主要为阴阳失调导致的阴虚。

利尿消渴方

冬瓜皮、西瓜皮各 15 克，天花粉 10 克。以上药材一同放入砂锅中，加适量水，小火煎煮，去渣取汁，每日饮 2~3 次。本方主治口渴多饮、尿液浑浊。

对症按摩

按摩胃脘下俞穴具有健脾和胃、理气止痛的功效；按摩足三里穴、三阴交穴具有健脾滋阴、增液的功效，可辅助治疗糖尿病；刺激涌泉穴可以缓解早期糖尿病；按压耳部反射区可辅助降血糖，改善症状，防治并发症。

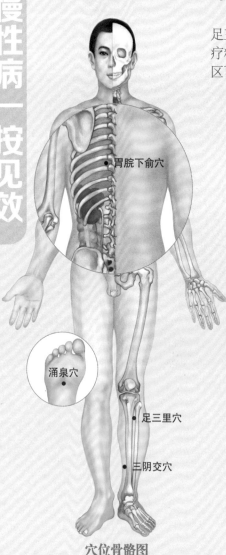

穴位骨骼图

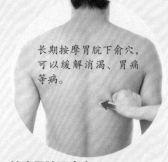

长期按摩胃脘下俞穴，可以缓解消渴、胃痛等病。

按摩胃脘下俞穴

用拇指指腹按胃脘下俞穴 1~3 分钟，可同时按压两侧穴位，力弱者可用双拇指叠按。

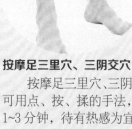

按摩或艾灸选择其中一种刺激即可。

按摩足三里穴、三阴交穴

按摩足三里穴、三阴交穴可用点、按、揉的手法，每次 1~3 分钟，待有热感为宜。

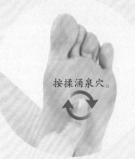

按揉涌泉穴。

按摩涌泉穴

选用温水，可加适量的活血药物，如藏红花等，泡足 30 分钟后，再按摩涌泉穴 15 分钟。

随时随地按摩。

按摩耳部反射区

用手指指腹依次按摩耳部的脾、肾、肺等反射区，时间和次数不限。此方法适合各个时期的糖尿病患者。

胃脘下俞穴

胃脘下俞穴是经外奇穴，临床上擅长治疗胰腺疾病，现代研究表明其有降血糖作用，是古人治疗糖尿病（古称消渴病）的有效穴位。

耳部反射区

糖尿病病变的脏腑主要在肺、胃、肾，刺激耳部的脾、肺、肾反射区，可以增强这些脏腑的功能，从而缓解不适症状。

三阴交穴

三阴交穴是肝经、脾经和肾经三条阴经的交会穴，可以同时调养肝、脾、肾。糖尿病属于一种综合性的疾病，按摩三阴交穴在调理糖尿病方面有辅助作用。

足三里穴

足三里穴有健脾胃的作用，能促进人体吸收水谷精微物质，从而化生阴血，有助于缓解阴虚之象，对糖尿病导致的末梢神经炎、肢端组织循环障碍有良好的作用。

涌泉穴

涌泉穴是足少阴肾经的常用腧穴。糖尿病的病机主要在于阴津亏损、燥热偏盛，并以阴虚为本，燥热为标。病变的脏腑以肾为关键，所以刺激涌泉穴可以补肾气，对缓解糖尿病有帮助。

中医穴位按摩可以辅助调理**2型糖尿病**，再搭配**饮食、运动**，效果更好。

糖尿病平时应如何保养

坚持饮食调理，控制饮食总热量，少食多餐，多吃蔬菜，少食油、盐，不吃高糖食物。加强运动，定期监测血糖值，血糖值较高者要遵医嘱服用降糖药物。

高血压

一般认为，收缩压大于或等于 140 毫米汞柱，或者舒张压大于或等于 90 毫米汞柱，均可诊断为高血压。高血压早期临床表现为头痛、头昏、耳鸣、失眠、心悸、乏力、面色潮红、记忆力减退或肢体麻木等。

菊花决明子茶

取菊花 3 克，决明子 5 克，用沸水冲泡，代茶饮。将决明子捣碎后再冲泡，效果更好。此茶适合春、夏、秋三季饮用。

对症按摩

按摩太阳穴、风池穴等可调节大脑皮层功能，改善脑内血液循环，使微血管扩张，血压降低，防止动脉硬化。对上肢内关穴、曲池穴以及下肢太冲穴进行按摩，可活化全身血管，防止血栓的形成。

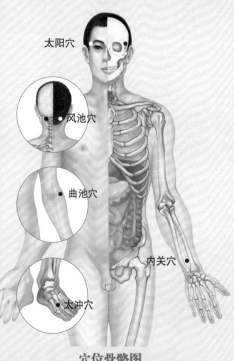

太阳穴
风池穴
曲池穴
内关穴
太冲穴

穴位骨骼图

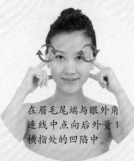

在眉毛尾端与眼外角连线中点向后外量 1 横指处的四陷中。

按摩太阳穴

用双手掌根或食指按揉两侧太阳穴，顺时针方向、逆时针方向各 1 分钟，力度均匀。

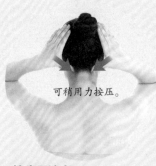

可稍用力按压。

按摩风池穴

用两手拇指指腹按压风池穴 1~3 分钟，以酸胀为度。

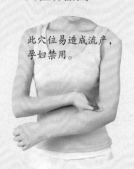

此穴位易造成流产，孕妇禁用。

按摩曲池穴

用拇指指腹按压曲池穴，一般这个地方按上去会有酸胀感，力度要适中。

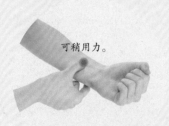

可稍用力。

按摩内关穴

用拇指指腹点按内关穴 10 秒钟，然后松开，如此重复操作至少 3 分钟。

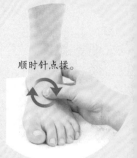

顺时针点揉

按摩太冲穴

用食指或拇指指腹点按太冲穴，至有酸胀感为度。

高脂血症

高脂血症是中老年人的常见病，已成为造成动脉硬化症和心脏病的一个重要危险因子。其常见症状有神疲乏力、失眠健忘、胸闷心悸等。

宜选植物油

多数动物油中饱和脂肪酸的含量较高，而植物油中不饱和脂肪酸较高，因此高脂血症患者宜食用植物油。另外，海鱼和鱼油也适合高脂血症患者食用。

对症按摩

按摩胸腹部的膻中穴、中脘穴、气海穴等穴，可减少腹部脂肪堆积；与上肢、下肢的合谷穴、血海穴、足三里穴等穴一同按摩，可改善全身血流分布状态，使沉积的血液脂肪流动起来，并通过代谢排出体外。

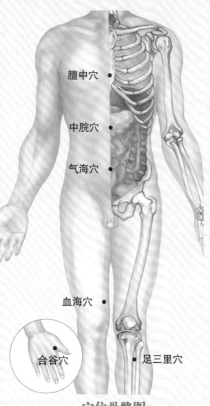

膻中穴

中脘穴

气海穴

血海穴

合谷穴

足三里穴

穴位骨骼图

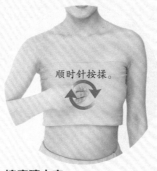

顺时针按揉。

按摩膻中穴

食指、中指、无名指三指并拢，用指腹按揉膻中穴50次。

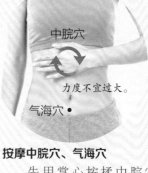

中脘穴

力度不宜过大。

气海穴

按摩中脘穴、气海穴

先用掌心按揉中脘穴3~5分钟，再用拇指指腹按揉气海穴3分钟左右。

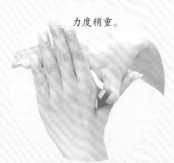

力度稍重。

按摩合谷穴

用拇指指腹掐按合谷穴3分钟左右，左右两侧分别进行。

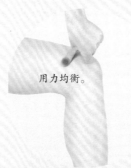

用力均衡。

按摩血海穴

用拇指指腹按揉血海穴，早晚各3~5分钟，也可用拇指指腹用力均衡地点按血海穴50次。

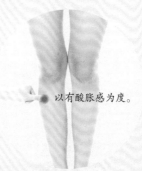

以有酸胀感为度。

按摩足三里穴

用拇指指腹用力点按足三里穴1~3分钟，力度稍重。

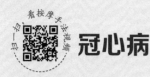

冠心病

冠心病是冠状动脉粥样硬化性心脏病的简称，亦称缺血性心脏病。冠心病属中医"胸痹""心痛"的范畴。人到中年之后，体质逐渐下降，五脏开始渐衰，脏腑功能失调。加上身体阳气不足，或受寒暑等邪气侵袭，或饮食不节、嗜食肥甘，或思虑劳倦，或情志失调等，都可能引发冠心病。其病位在心，涉及肺、脾、肝、肾诸脏，因此治疗时，以益气养心为主。

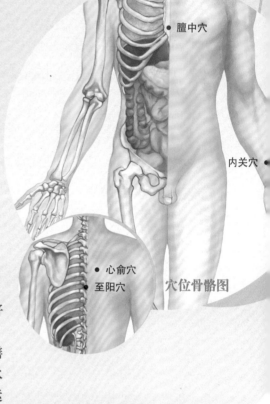

穴位骨骼图

冠心病患者应注意生活调养

冠心病患者应注意日常生活的管理，控制好血压、血糖和血脂，戒烟限酒，尽量不坐飞机，防止突发意外情况。饮食上建议以低脂肪、高膳食纤维、高维生素、低能量的食物为主，多吃水果、蔬菜、谷类、豆类、坚果、鱼类等。适量运动，保持健康体重。

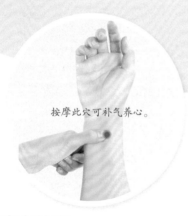

按摩此穴可补气养心。

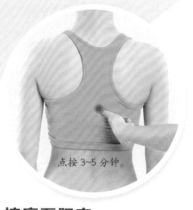

点按3~5分钟。

○按摩内关穴
宽胸醒神、除烦宁心、疏通经气

当心绞痛、心律失常发作时，用拇指指腹用力点按内关穴10秒钟松开，如此反复操作，每次3分钟，能迅速止痛或调整心律。

○按摩至阳穴
缓解和预防心绞痛发作

在从事较重体力劳动前或情绪不佳时点按至阳穴，可以防止心绞痛发作，一般每日点按3~4次。

内关穴为手厥阴心包经的穴位，八脉交会穴之一，通于阴维脉。古人将内关穴作为治疗心脏病的经验效穴。内关穴循行气于胸中，从胸至腹依次联络上、中、下三焦，所以能宽胸醒神、除烦宁心、疏通经气，起到缓解心脏疾病的作用。

至阳穴为督脉经穴，主一身之阳气，有温补阳气的作用。至阳穴搭配内关穴和心俞穴进行按摩，可辅助治疗心律不齐。

心俞穴为心的背俞穴，是心气传输、输注之处，内通于心，具有养心安神、宁心定惊之功，常用来辅助治疗心悸、惊悸、失眠、健忘、癫痫、心烦、梦遗等症状。

膻中穴位于人体的胸部正中，为八会穴之一，为气之所会，宗气之所聚处，是人体穴位当中的理气要穴。膻中穴是心包经的募穴，心包为心之外卫，心主神明。所以刺激膻中穴还具有安神定惊、清心除烦的作用，用于缓解心悸、心烦等症状。

内关穴 •
至阳穴 •
心俞穴 •
膻中穴 •

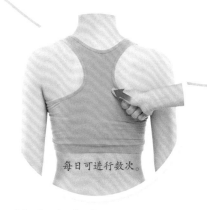

每日可进行数次。

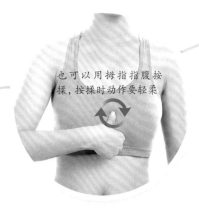

也可以用拇指指腹按揉，按揉时动作要轻柔。

○按摩心俞穴
宽胸理气、通行心脉、活血化瘀

用拇指指腹点压心俞穴或按揉 1~3 分钟，两侧同时进行。如果心脏供血不足引发心绞痛时，按压心俞穴会很疼，所以要经常进行按摩。

○按摩膻中穴
舒缓胸闷、气短、气喘

中间三指并拢，用指腹轻轻按揉膻中穴 50 次。

慢性胆囊炎

慢性胆囊炎主要表现为腹胀、上腹部不适或持续性的钝痛，进食油脂类食物后症状会加重。其临床症状主要表现为消化不良、胆囊绞痛等。

遵医嘱用药

胆囊炎患者可吃一些疏利气机、消炎利胆、舒肝和胃的药物，以促进胆汁的排泄，改善肝胆功能。可以在医生指导下服用金胆片、舒肝和胃丸等。

对症按摩

按摩曲池穴、支沟穴、外关穴、阳池穴可清利三焦、除烦、清利湿热；按摩阳陵泉穴、胆囊穴、丘墟穴等穴，可清肝利胆、舒筋利节、理气止痛。长期坚持按摩，可起到不错的疗效。

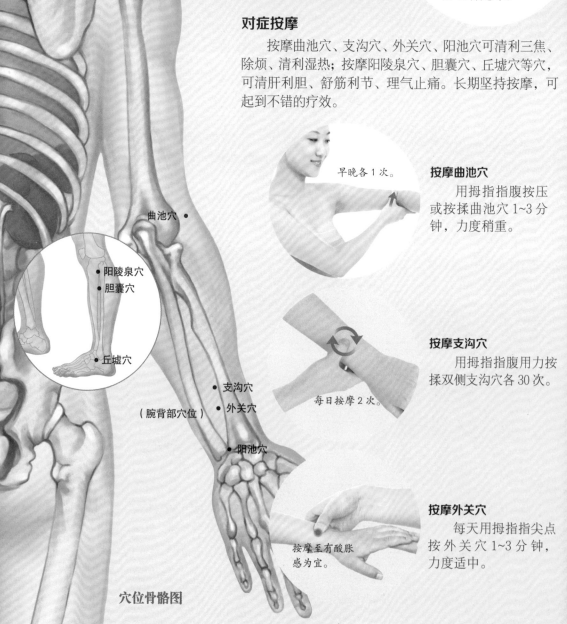

早晚各 1 次。

按摩曲池穴

用拇指指腹按压或按揉曲池穴 1~3 分钟，力度稍重。

按摩支沟穴

用拇指指腹用力按揉双侧支沟穴各 30 次。

每日按摩 2 次。

按摩外关穴

每天用拇指指尖点按外关穴 1~3 分钟，力度适中。

按摩至有酸胀感为宜。

曲池穴

阳陵泉穴
胆囊穴

丘墟穴

支沟穴
外关穴

（腕背部穴位）

阳池穴

穴位骨骼图

胆囊炎患者要注意饮食

严格控制脂肪摄入量。脂肪含量较高的食物对慢性胆囊炎患者而言会增加胆囊疼痛，所以患者每天的脂肪摄入量控制在 20 克以内，尤其是动物脂肪。

注意补充维生素。人体摄入维生素 A 能够有效预防胆结石，同时还可以修复病变的胆道，对胆功能具有一定的促进作用。

增加水的摄入量。水可以稀释胆汁，帮助身体快速排出胆汁，避免胆囊出现淤积的情况，对胆囊功能的恢复很有帮助，能够起到加速胆囊炎痊愈的作用。

避免吃得过饱或深夜进食、忌烟酒、忌辛辣刺激饮食、忌油炸食品、禁食海鲜类。不良的饮食习惯会增加胆囊负担，加重炎症，所以要尽量避免。

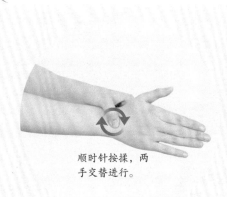

顺时针按揉，两手交替进行。

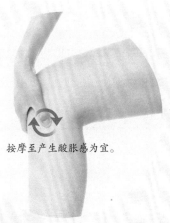

按摩至产生酸胀感为宜。

按摩阳池穴

用拇指指腹按揉阳池穴 1 分钟，力度适中。

按摩阳陵泉穴

用拇指指腹按揉阳陵泉穴，操作 1~3 分钟。

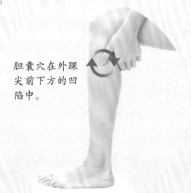

胆囊穴在外踝尖前下方的凹陷中。

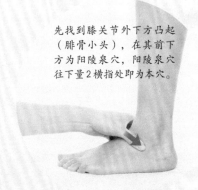

先找到膝关节外下方凸起（腓骨小头），在其前下方为阳陵泉穴，阳陵泉穴往下量 2 横指处即为本穴。

按摩胆囊穴

本穴是临床上治疗各类急慢性胆囊病的经验效穴，用拇指按揉 1~3 分钟，力弱者用双拇指叠按、按揉 1~3 分钟，以感到酸胀为度。

按摩丘墟穴

用对侧拇指按压丘墟穴 1~3 分钟，适当用力。

脂肪肝

脂肪肝是指由于各种原因引起的肝细胞内脂肪堆积过多而引起的病变。其临床表现轻者无症状，重者可感觉肝区不适或疼痛。

需改善生活方式

除急性脂肪肝和重度酒精性脂肪肝炎外，绝大多数脂肪肝患者病情较轻，通常不影响其工作和生活，但需及时改变不良的生活方式。

对症按摩

对肝俞穴、脾俞穴进行按摩，可疏通肝脏气血，促进肝细胞脂肪的转化与排泄；按摩足三里穴、丰隆穴等，在清肝火的同时，还可以改善肝细胞的脂肪病变，增强肝脏功能；按摩中脘穴具有健脾益气、补益肝肾的功效。

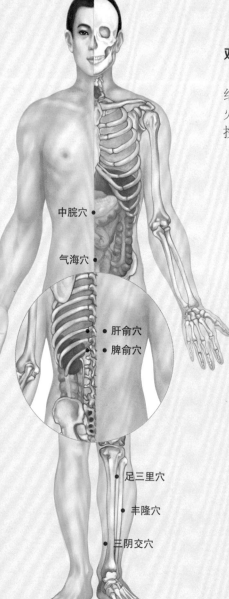

穴位骨骼图

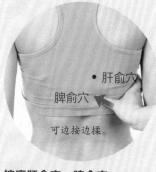

可边按边揉。

按摩肝俞穴、脾俞穴

先用拇指按压肝俞穴20次，再用拇指按压脾俞穴20次，可同时按摩两侧穴位，可边按边揉。

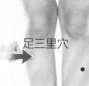

也可用艾条温和灸此穴15~20分钟。

按摩足三里穴、丰隆穴

用拇指指腹分别稍用力按压足三里穴20次，按压丰隆穴1~3分钟。

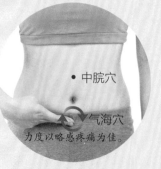

力度以略感疼痛为佳。

按摩中脘穴、气海穴

分别用拇指指腹、中指指腹按揉中脘穴、气海穴，每个穴位按揉2~3分钟。

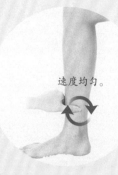

速度均匀。

按摩三阴交穴

用拇指指腹均匀地按揉三阴交穴1~3分钟。

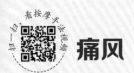

痛风

痛风是由于人体内嘌呤的代谢发生了紊乱，尿酸的合成增加或排出减少，造成尿酸以钠盐的形式沉积在关节、软组织和肾脏中，引起组织的异物炎性反应。

饮食禁忌

痛风患者要限酒，特别是啤酒；减少动物内脏、猪肉、牛肉、羊肉、贝类、沙丁鱼、金枪鱼等高嘌呤食物的摄入；避免高盐、高脂肪饮食。

对症按摩

按摩太白穴、合谷穴，可活血通脉、疏风止痛；按摩阴陵泉穴，可增强肝脏解毒功能和肾脏排毒功能，从而缓解痛风的症状。

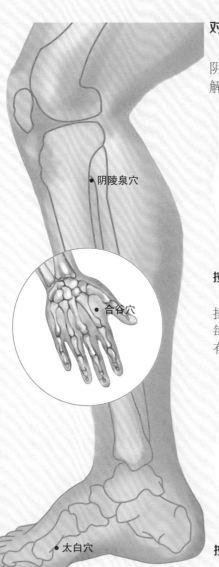

- 阴陵泉穴

- 合谷穴

- 太白穴

穴位骨骼图

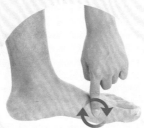

每天坚持按揉。

按摩太白穴

用拇指或食指点压或按揉太白穴，力度不可过大，每天坚持按揉 3~5 分钟，具有不错的保健功效。

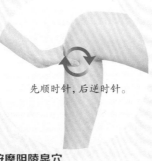

先顺时针，后逆时针。

按摩阴陵泉穴

用拇指按揉阴陵泉穴 1~3 分钟，可稍微用力，以穴位明显有酸胀感为佳，每天 1 次。

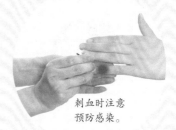

刺血时注意预防感染。

针刺阿是穴

在痛风发作期可选受累关节刺血。局部皮肤常规消毒后，以三棱针将患部鲜红或暗红的瘀络刺破，瘀血颜色由暗红转为鲜红后即可加压止血。

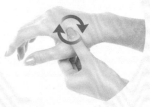

体质较差的患者，不宜给予较强的刺激。

按摩合谷穴

用拇指和食指揉捏合谷穴 1~3 分钟，力度稍重。

脑卒中后遗症

　　脑卒中后遗症，又称"脑中风后遗症"。中医认为脑卒中多是患者平时气血虚衰，导致心、肝、肾三脏经脉阴阳失调所致，加之患者平日情志郁结、起居失宜则加重了病情。脑卒中患者多数会出现口眼歪斜、言语不利、肢体出现运动障碍等后遗症。要想缓解这些症状，可多按摩相关穴位，长期坚持按摩可有效缓解脑卒中后遗症。

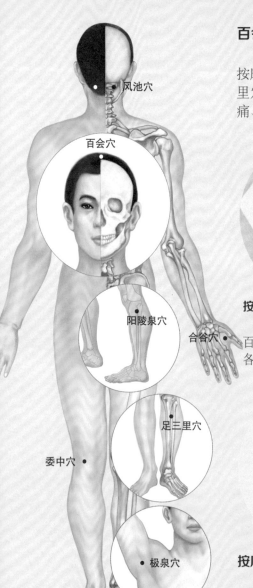

风池穴

百会穴

阳陵泉穴

合谷穴

足三里穴

委中穴

极泉穴

穴位骨骼图

百会穴、印堂穴等功效解析

　　按摩百会穴可以起到宁心安神、开窍醒脑的作用；按摩阳陵泉穴可缓解后遗症导致的运动不利；按摩足三里穴可增强身体抵抗力；按摩合谷穴可以起到镇痛止痛、通经活络的功效。

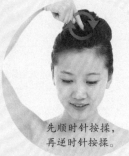

先顺时针按揉，再逆时针按揉。

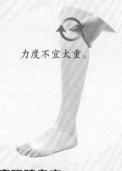

力度不宜太重。

按摩百会穴

　　用拇指或食指指腹按于百会穴上，顺时针和逆时针各按揉 50 次。

按摩阳陵泉穴

　　拇指弯曲，用指腹垂直揉按阳陵泉穴至有酸、胀、痛的感觉。先左后右，两侧穴位每次各揉按 1~3 分钟。

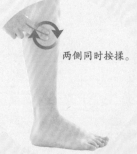

两侧同时按揉。

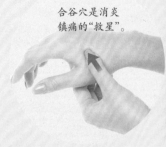

合谷穴是消炎镇痛的"救星"。

按摩足三里穴

　　将食指放在足三里穴上，移放中指在上面加压，两指一并用力，按揉足三里穴，连做 1 分钟。

按摩合谷穴

　　用拇指指端掐捏合谷穴 1~3 分钟，力度由轻渐重，以局部有酸胀感为佳。

风池穴、极泉穴等功效解析

　　按摩风池穴可以缓解内风导致的疾病，如脑卒中、癫痫等；按摩极泉穴对肩臂疼痛、肩关节炎等具有很好的调理和保健作用；按摩委中穴有清热利湿、舒筋利节的作用，经常按摩此穴有利于脑卒中后遗症的康复；按摩面部可以疏通面部气血和经络，改善面部僵硬的情况，需要每天坚持。

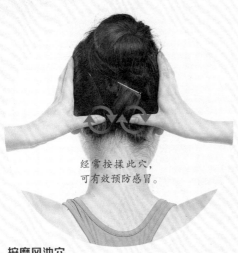

经常按揉此穴，可有效预防感冒。

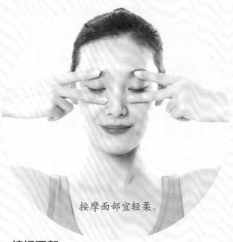

按摩面部宜轻柔。

按摩风池穴

　　将双手拇指指腹放于两侧的风池穴上，其余四指扶于患者同侧面部。用双手拇指指腹同时按揉风池穴 3 分钟左右。

按揉面部

　　脑卒中患者一般都有面部僵硬的情况，可以经常从上到下，从内到外按摩面部。

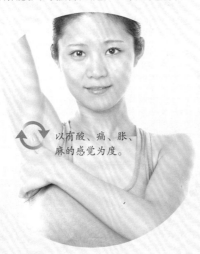

以有酸、痛、胀、麻的感觉为度。

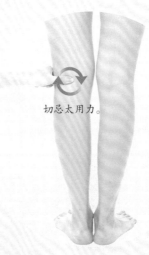

切忌太用力。

按摩极泉穴

　　将拇指放于极泉穴上，按揉 1~3 分钟，再沿着极泉穴按揉整个手臂，可以放松手臂和全身。

按摩委中穴

　　用拇指按于委中穴上，由轻渐重按揉 30~40 次。

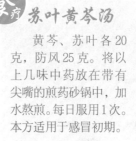

感冒

常见的感冒分风寒感冒和风热感冒两种。风寒感冒是遭受了风寒之邪，症状是流清鼻涕、咳清稀痰等，但不出汗；风热感冒是遭受了热邪，多发生在夏秋季，多有汗出。还有一种感冒是由体虚引起的，如体质差的人容易感冒，而且会反复感冒。

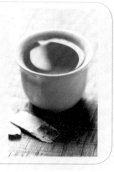

食疗 苏叶黄芩汤

黄芩、苏叶各20克，防风25克。将以上几味中药放在带有尖嘴的煎药砂锅中，加水熬煎。每日服用1次。本方适用于感冒初期。

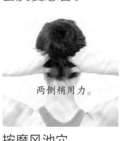

两侧稍用力。

按摩风池穴

双手拇指放在风池穴上，并点、按、揉该穴位1~3分钟，可多次按压。

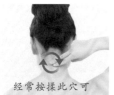

经常按揉此穴可增强身体抵抗力。

按摩大椎穴

先低头，然后用食指、中指按揉大椎穴5~10分钟，力度由轻到重。

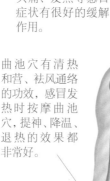

风池穴可平肝息风、祛风散寒，对于外感风寒引起的头痛、发热等感冒症状有很好的缓解作用。

曲池穴有清热和营、祛风通络的功效，感冒发热时按摩曲池穴，提神、降温、退热的效果都非常好。

刺激外关穴可以通过调理阳维脉的气机，起到疏风解表的作用，可缓解感冒症状。

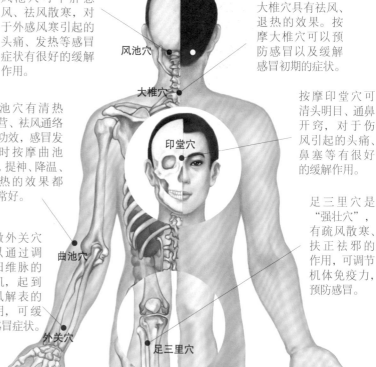

风池穴

大椎穴

印堂穴

曲池穴

外关穴

足三里穴

大椎穴具有祛风、退热的效果。按摩大椎穴可以预防感冒以及缓解感冒初期的症状。

按摩印堂穴可清头明目、通鼻开窍，对于伤风引起的头痛、鼻塞等有很好的缓解作用。

足三里穴是"强壮穴"，有疏风散寒、扶正祛邪的作用，可调节机体免疫力，预防感冒。

穴位骨骼图

随证加减

风热型感冒加按曲池穴、印堂穴；风寒型感冒加按外关穴；体虚型感冒加按足三里穴。

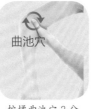

曲池穴

按揉曲池穴2分钟左右。

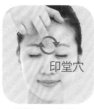

印堂穴

按揉2~3分钟。

外关穴

拇指点按1~3分钟。

足三里穴

用拇指按揉1~3分钟。

哮喘

哮喘是一种常见的呼吸系统疾病，主要表现为咳嗽、喘息、胸闷、咳痰等。过敏容易引起哮喘，常遇到的哮喘急性发作诱发物有各种花粉、香烟、烟雾、油漆气味、室螨尘埃、家畜皮毛以及过冷空气等。

饮食注意

哮喘患者要注意饮食，不能抽烟、喝酒，不能吃辛辣、刺激性食物和海鲜等发物，多吃含维生素较多的蔬菜和水果。

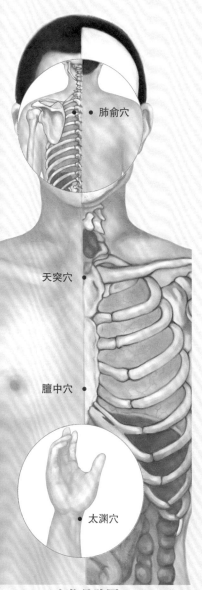

穴位骨骼图

对症按摩

按摩天突穴、膻中穴、肺俞穴等，可宣肺化痰、宽胸利膈；按摩哮喘点，可通经气、清肺热、利咽喉，从而改善哮喘症状，尤其对于哮喘急性发作十分有效。

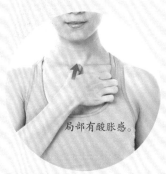

局部有酸胀感。

按摩天突穴

用拇指指腹按压天突穴1~2分钟。

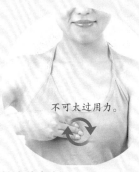

不可太过用力。

按摩膻中穴

食指、中指、无名指三指并拢，轻揉膻中穴50次，以有酸痛感为宜。

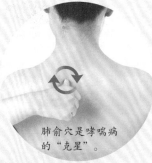

肺俞穴是哮喘病的"克星"。

按摩肺俞穴

用拇指指腹按揉肺俞穴2~3分钟，两侧可交替进行。

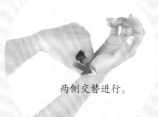

两侧交替进行。

按摩太渊穴

用拇指指腹按压太渊穴1~3分钟，每日可多次按压。

咳嗽

任何能刺激呼吸道诱发保护性咳嗽反射的物质均能引起咳嗽,比如吸入灰尘、吃饭时将食物吸入气道、因细菌或病毒感染而引起咳嗽。慢性、持续性的咳嗽常是病理性的,要注意加以区分。

大椎穴、风门穴等功效解析

大椎穴有益气固表、清热敛汗的功效,对肺气虚弱、卫阳不固所致的发热、咳嗽有一定疗效;风门穴有解表通络、止咳平喘的作用,长期按摩,可缓解伤风、咳嗽、发热等症;肺俞穴能够改善肺脏病变,改善肺脏功能,临床上用于辅助治疗咳嗽、哮喘、咳血、肺痨及过敏性鼻炎等病症;天突穴可以缓解呼吸系统疾病,尤其是咳嗽、扁桃体炎等疾病的有效穴位,按摩天突穴具有很好的祛痰止咳的功效。

穴位骨骼图

天突穴
尺泽穴
大椎穴
风门穴
肺俞穴
列缺穴
太溪穴
丰隆穴

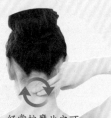

经常按摩此穴可预防感冒,增强身体抵抗力。

按摩大椎穴

用食指、中指指腹按揉大椎穴5~10分钟。也可用拇指和食指、中指、无名指对称用力,对大椎穴做捏挤运动。

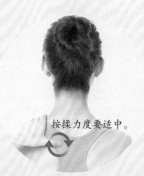

按揉力度要适中。

按摩风门穴

可用拇指指腹按揉风门穴1~3分钟,以有酸胀感为度。

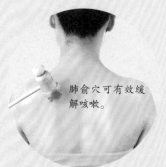

肺俞穴可有效缓解咳嗽。

按摩肺俞穴

用拇指指腹按揉肺俞穴2~3分钟,或用健康槌轻轻叩击肺俞穴1~3分钟。

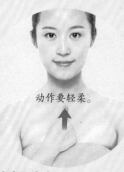

动作要轻柔。

按摩天突穴

用食指或拇指指腹按揉天突穴3~5分钟。

列缺穴、太溪穴等功效解析

列缺穴可缓解咳嗽、咽喉肿痛、感冒、支气管炎、支气管扩张咯血及咳喘等病；太溪穴可缓解咳嗽、咽喉肿痛、支气管炎等疾病；尺泽穴可清宣肺气、泻火降逆，是缓解咳嗽、气喘等疾病的重要穴位；丰隆穴具有化痰祛湿的功效，咳嗽有痰者可按摩此穴。

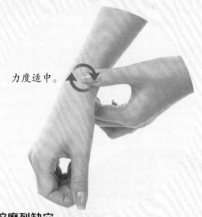

力度适中。

按摩列缺穴

用拇指指腹按揉列缺穴 1~3 分钟。

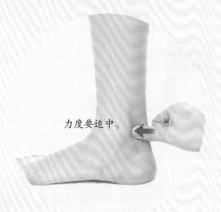

力度要适中。

按摩太溪穴

用拇指指腹按压太溪穴 3 分钟左右，也可用拇指指腹按揉太溪穴。

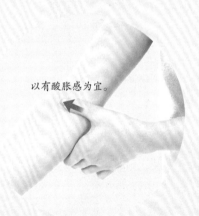

以有酸胀感为宜。

按摩尺泽穴

用拇指指腹按压尺泽穴 2~3 分钟，力度适中。

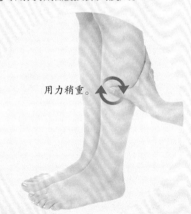

用力稍重。

按摩丰隆穴

用拇指指腹按揉丰隆穴 1~3 分钟。

饮食注意

咳嗽患者的饮食宜清淡，避免食用辛辣刺激性食物，如葱、辣椒、大蒜等；也不要吃含糖量较高的食物，否则会使痰液变得黏稠，不易被咳出。咳嗽患者可选择冰糖、雪梨、金橘等药食两用的食材，熬水或煮汤喝，可以润肺、化痰、止咳，对缓解咳嗽症状有一定的效果。

慢性鼻炎

慢性鼻炎是鼻腔黏膜和血管组织的慢性炎症，表现为鼻黏膜的慢性充血肿胀，可导致鼻塞、流涕等。

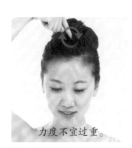

力度不宜过重。

按摩百会穴

用拇指或食指指腹顺时针、逆时针各按揉百会穴50次。

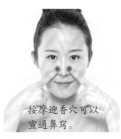

按摩迎香穴可以宣通鼻窍。

按摩迎香穴

双手食指指腹同时点按迎香穴1~3分钟，力度适中。

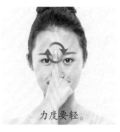

力度要轻。

按摩印堂穴

用食指指腹按揉2~3分钟，以局部酸胀为度。或用食指指腹顺时针、逆时针各按揉20~30圈。

食疗 银耳汤

干银耳10克，用水煮开，用小火慢炖，加入1~2个鸡蛋白，再加入2~3粒枸杞子，煮成银耳汤，每日食用。此方有润肺益气的功效。

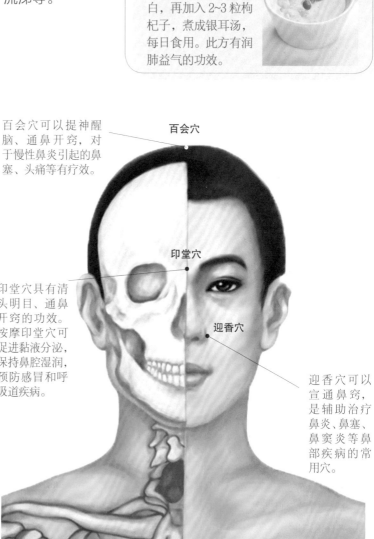

百会穴可以提神醒脑、通鼻开窍，对于慢性鼻炎引起的鼻塞、头痛等有疗效。

百会穴

印堂穴

印堂穴具有清头明目、通鼻开窍的功效。按摩印堂穴可促进黏液分泌，保持鼻腔湿润，预防感冒和呼吸道疾病。

迎香穴

迎香穴可以宣通鼻窍，是辅助治疗鼻炎、鼻塞、鼻窦炎等鼻部疾病的常用穴。

穴位骨骼图

肺炎

中医认为，肺炎的发病原因为肺卫不固，风热从肌表、口鼻犯肺，以致热郁肺气，蒸液成痰，使肺部发生病变。其临床主要表现为呼吸急促、持久干咳、单边胸痛等。

饮食注意

肺炎患者饮食要清淡，不要吃太多辛辣刺激性或冰凉食物。平时多休息，多喝白开水，多吃蔬菜、水果。

对症按摩

重症肺炎患者需要去医院就医，对于部分人群治疗后产生的咳嗽、痰多等后遗症，可通过按摩一些穴位进行调理。肺俞穴是调理呼吸系统的要穴，按摩肺俞穴可以起到缓解咳嗽和痰多、哮喘的一些症状；按摩大椎穴、膻中穴和中脘穴可综合改善全身气血状况，从而疏通瘀阻，缓解不适。

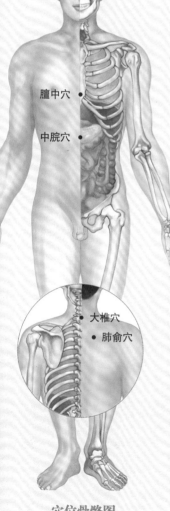

穴位骨骼图

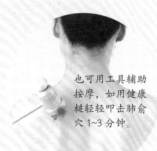

也可用工具辅助按摩，如用健康槌轻轻叩击肺俞穴 1~3 分钟。

按摩肺俞穴

用拇指指腹稍用力按揉肺俞穴 2~3 分钟，两侧交替进行。

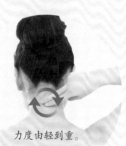

力度由轻到重。

按摩大椎穴

低头，用食指、中指按揉大椎穴 5~10 分钟。

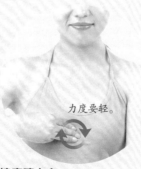

力度要轻。

按摩膻中穴

食指、中指、无名指三指并拢，轻轻按揉膻中穴 50 次，以有酸痛感为宜。

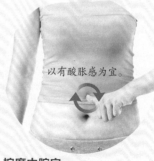

以有酸胀感为宜。

按摩中脘穴

用拇指指腹按揉中脘穴 2 分钟，适当用力。

慢性支气管炎

慢性支气管炎是一种常见的呼吸道疾病，是气管、支气管黏膜及其周围组织发生炎症所致。由于慢性支气管炎的影响，患者的体质减弱，免疫力逐渐下降，遇寒冷天气或天气变化，容易感冒，而感冒又会诱发慢性支气管炎的急性发作，形成恶性循环。

饮食注意

慢性支气管炎患者应先用一些止咳平喘、化痰的药物，将病情控制在稳定的阶段。平时多吃一些雪梨、西瓜、黄瓜等水分比较充足的果蔬，多喝水。

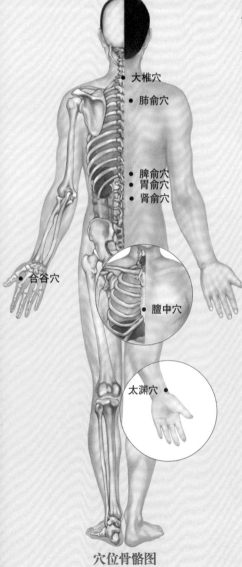

大椎穴
肺俞穴
脾俞穴
胃俞穴
肾俞穴
合谷穴
膻中穴
太渊穴

穴位骨骼图

肺俞穴、脾俞穴等功效解析

按摩背部的肺俞穴、脾俞穴、胃俞穴、肾俞穴，可调和各脏腑功能，提高机体免疫力，从而促进疾病痊愈。

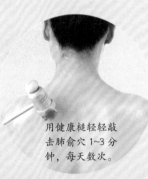

用健康槌轻轻敲击肺俞穴1~3分钟，每天数次。

按摩肺俞穴

用拇指指腹按揉肺俞穴2~3分钟，两侧可交替进行。

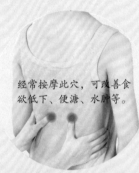

经常按摩此穴，可改善食欲低下、便溏、水肿等。

按摩脾俞穴

双手拇指点按两侧脾俞穴50次，力度适中。每日按2次。

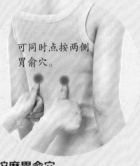

可同时点按两侧胃俞穴。

按摩胃俞穴

用双手拇指点按胃俞穴20~30次，力度适中。

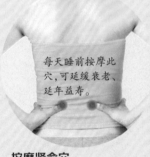

每天睡前按摩此穴，可延缓衰老、延年益寿。

按摩肾俞穴

用双手拇指点按肾俞穴30次，力度适中。

大椎穴、膻中穴等功效解析

大椎穴为清热解表的要穴，按摩此穴，有助于缓解风热咳嗽的症状；膻中穴可主一身之气，有效刺激膻中穴，可理气止痛、生津增液，经常按摩膻中穴能改善支气管炎、呼吸困难、咳嗽等症状；按摩合谷穴，能够调肺气，减少呼吸阻力，可以平喘、祛热毒，缓解咳嗽、痰多的症状；按摩太渊穴可通调血脉、止咳化痰，能够辅助治疗不同原因导致的咳嗽、气喘、胸痛、咽喉肿痛、咳血等症状。

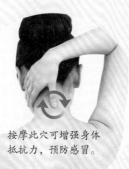

按摩此穴可增强身体抵抗力，预防感冒。

按摩大椎穴

用拇指或食指指腹按揉大椎穴1~3分钟，力度适中，每天早晚各1次。

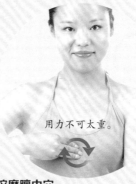

用力不可太重。

按摩膻中穴

中间三指并拢，轻轻按揉膻中穴50次。

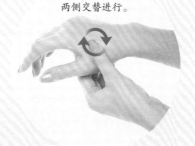

两侧交替进行。

按摩合谷穴

用拇指和食指揉捏合谷穴1~3分钟，适当加力，体质较差者应采取轻刺激的手法。

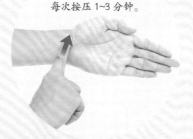

每次按压1~3分钟。

按摩太渊穴

用拇指或食指指腹按压太渊穴，每日可进行多次按压。

特别提示

慢性支气管炎的调理必须结合个人实际，如果患者发现慢性支气管炎的问题十分严重，甚至导致患者无法进行正常呼吸，则应及时就医。目前较有效的治疗方法是药物治疗法，通过及时服用药物控制病情，建议患者使用中西医结合的方法进行治疗。

腹泻

腹泻俗称"拉肚子"，是指排便次数明显超过平日习惯的频率，粪质稀薄，水分增加，每日排便量超过200克，或含未消化食物或脓血、黏液。腹泻常伴有排便急迫感、肛门不适、失禁等症状。

缓解腹泻小妙招

取艾叶、柿蒂、石榴树叶各15克，干姜10克。将所有药材研粉炒热，用布包裹后趁热敷于脐部，并同时以手掌逆时针按揉脐周。

对症按摩

按摩中脘穴、神阙穴，可以增强胃肠的消化吸收能力，对慢性腹泻有一定的辅助治疗作用；对足三里穴、腹部进行刺激，可以缓解腹泻症状。

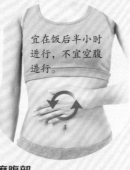

宜在饭后半小时进行，不宜空腹进行。

按摩腹部

以肚脐为中心，用手掌做逆时针方向摩动，频率保持在90~120次/分钟，持续5~10分钟。

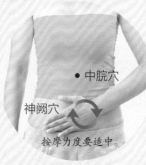

中脘穴

神阙穴

按摩力度要适中。

按摩神阙穴、中脘穴

用手掌摩神阙穴1~3分钟，再用拇指指腹按揉中脘穴3分钟。

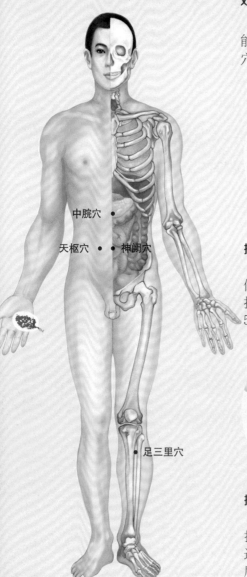

中脘穴
天枢穴 神阙穴
足三里穴

穴位骨骼图

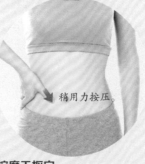

稍用力按压

按摩天枢穴

取坐位或仰卧位，用拇指指腹慢慢深压肚脐左右两边的天枢穴，按压3~5分钟后，再慢慢抬起按压的手指。按压天枢穴可以缓解腹泻，使大便成形。

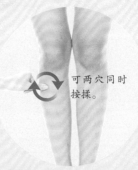

可两穴同时按揉。

按摩足三里穴

用拇指指腹按揉足三里穴1~2分钟，足三里穴部位肌肉较多，力度可稍大，要渗透到穴位里，以局部有酸胀感为佳。经常按摩此穴可缓解腹泻等消化系统疾病。

中脘穴

中脘穴有温胃、解痉作用，可促进消化腺分泌，对胃、肠、肝、胆等都有很好的保健作用。经常按摩中脘穴对消化不良、食欲不振、肠鸣、泄泻、便秘、便血等症状都能起到缓解效果。

摩腹

摩腹是用掌摩法，以脐为中心，做顺时针或逆时针方向摩动，顺时针摩运可通调肠腑积滞，起到泻热通便的作用，逆时针摩运则能起到温中止泻的作用。

天枢穴

天枢穴可以辅助调理大肠系统的疾病，对于慢性腹泻和急性腹泻都有效果。

神阙穴

神阙穴中有络脉直通肠胃，有温阳救逆、利水固脱的功效。用艾灸的方法刺激神阙穴，祛除体内寒气或燥气，从而缓解腹泻症状。

足三里穴

足三里穴具有健脾和胃、通经活络的功效，可辅助治疗胃痛、呕吐、腹胀、腹泻、眩晕、鼻塞、脾胃虚弱、贫血、手足怕冷、湿疹等症状。

腹泻患者饮食注意

不需禁食者，发病初期宜给清淡流质饮食，如蛋白水、果汁、米汤、面汤等，以咸为主。早期禁用牛奶、蔗糖等易产气的流质饮食。有些患者对牛奶不适，喝牛奶后常加重腹泻，要慎用。排便次数减少，症状缓解后改为低脂流质饮食，或低脂少渣、细软易消化的半流质饮食，如大米粥、藕粉、烂面条、面片等。

急性水泻期需**暂时禁食**，使肠道完全休息。必要时进行**静脉输液**，以防失水过多而**脱水**。

便秘

便秘的症状为大便秘结，排出困难，经常 3~5 天或 7~8 天排 1 次，有时甚至更久。便秘日久，常可引起腹部胀满，甚则腹痛、食欲不振、头晕头痛、睡眠不安。长期便秘还会引起痔疮、便血、肛裂等。

便秘如何调理

中医认为大肠主津，一旦大肠功能异常，津液不足，就会引发火气，继而导致大便干燥、排便困难。肺与大肠相表里，肺气虚也会影响大肠的蠕动功能，造成便秘。此外，由紧张和焦虑等精神压力造成的肝气郁结、肝火上亢也是造成便秘的重要原因。按摩调理本病，重在和肠消导，通过对相关穴位进行刺激，改善肠道功能，促进排便。

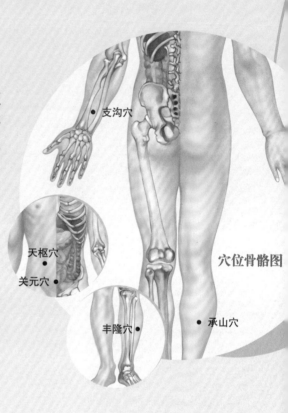

穴位骨骼图

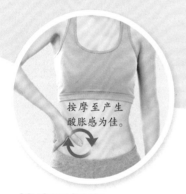

按摩至产生酸胀感为佳。

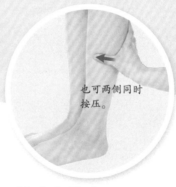

也可两侧同时按压。

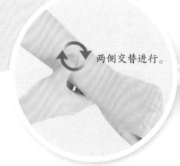

两侧交替进行。

○按摩天枢穴
疏调肠腑、理气行滞、通便

用中指指腹按揉两侧的天枢穴 1~3 分钟，也可用拇指指腹按揉此穴，每天坚持，可以通利大便，缓解便秘。

○按摩丰隆穴
和胃气、化痰湿

用拇指指腹按压穴位，有酸痛感。每天早晚各按 1 次，每次 1~3 分钟。

○按摩支沟穴
调理三焦脏腑功能

一手屈肘放于胸前，掌心向下，另一手反手握住该手腕关节上方的外侧，用拇指指端点揉支沟穴 1~3 分钟，力度适中。

天枢穴 ·

丰隆穴 ·

支沟穴 ·

承山穴 ·

摩腹 ·

关元穴 ·

天枢穴可以帮助膈下器官加速运行，排出多余的代谢物质，增加胃肠的蠕动。天枢穴既能止泻，又能通便，具有双向调节功能。

丰隆穴为健脾祛痰第一要穴，善治痰饮证，可用于腹泻、便秘、肠鸣、呕吐、头痛头晕、慢性疲劳综合征、咳嗽等。

刺激支沟穴，可使元气运行通畅，从而帮助推动大便排出，对习惯性便秘、大便干结等症有改善效果。

承山穴是临床上治疗便秘的要穴，因膀胱经承山穴别络走入肛门，通于大肠。刺激承山穴有理气散滞的功效，可以缓解大便秘结。

摩腹疗法是一种自我按摩疗法，主要是对腹部进行有规律的特定按摩。腹部是气血生化之所，摩腹既可健脾助运而直接防治脾胃诸疾，又可培植元气，使气血生化机能旺盛，从而起到防治全身疾患的作用。

关元穴位于小腹部，其下正是肠腑，按揉关元穴可以调节肠腑功能，缓解大小便疾患，如小便频数、腹泻、便秘，有双向良性调整作用。同时关元穴还是培肾固本、补益元气的要穴，肾虚证按摩此穴效果较好。

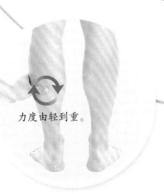

力度由轻到重。

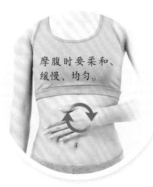

摩腹时要柔和、缓慢、均匀。

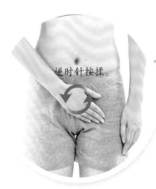

逆时针按揉。

○ **按摩承山穴**
润肠通便、清热利湿

用拇指指腹在承山穴上按揉1~2分钟，每天按揉2~3次，可在早上起床前、中午午休后和晚上临睡前操作，有助于快速排便。

○ **按摩腹部**
通腑化滞、泻热通便

用手掌按顺时针方向以肚脐为中心摩运腹部，可以起到泻热通便的作用。本疗法一般宜在食后半小时进行，不宜空腹进行。

○ **按摩关元穴**
调节肠腑功能

用手掌围绕关元穴做逆时针揉动，按揉3~5分钟，然后稍稍加大力度按压关元穴3分钟。按揉关元穴有补泻之分，顺时针为补法，逆时针为泻法。

痔疮

有的人饮食过多、过饱，或大量饮酒及食用辣椒等刺激性食物，这些不良饮食习惯极易生湿积热。当湿热下注到肛门时，会使肛门充血灼痛，引发痔疮。另外，长期便秘，大肠积热，又过于用力，或久坐久行，都会引发痔疮。

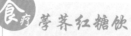

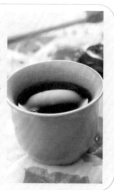

荸荠红糖饮

鲜荸荠 500 克，红糖 90 克。鲜荸荠洗净，放入锅中，加入红糖和适量水，煮沸 1 小时，喝汤吃荸荠，每日 1 次。此药方有清热养阴的功效，对于内痔的调理效果比较好。

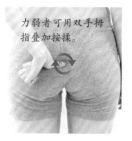

力弱者可用双手拇指叠加按揉。

按摩长强穴

用拇指或食指指腹按揉长强穴 3~5 分钟，每天 1~2 次。

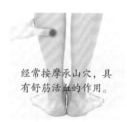

经常按摩承山穴，具有舒筋活血的作用。

按摩承山穴

用拇指点按此穴，点按 5~10 秒后松开，重复操作 5~10 次，局部可有酸胀感。

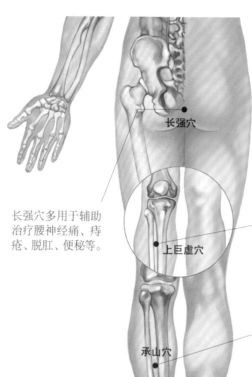

长强穴

长强穴多用于辅助治疗腰神经痛、痔疮、脱肛、便秘等。

上巨虚穴

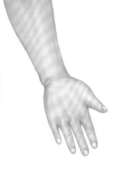

上巨虚穴是大肠经的泻热要穴，重按有通腑泻热的作用。

承山穴

承山穴能降低直肠瘀血，促使痔静脉的收缩，不论内痔、外痔，还是混合痔，其消炎、止痛效果都很迅速，是辅助治疗痔疾的经验穴。

穴位骨骼图

随证加减

脾胃湿热型可按摩上巨虚穴，还可以采用运动的方式辅助治疗和预防痔疮。

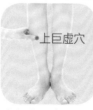

上巨虚穴

点按上巨虚穴 2~3 分钟。

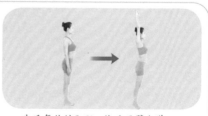

舌抵上腭，口尽吸。

先反复收缩肛肌，然后两臂上举，同时提脚跟。

胃下垂

胃下垂是指站立时，胃的位置偏低，胃的下缘垂坠于盆腔。轻度的胃下垂一般没有不适的感觉，下垂明显者常有腹部不适、饱胀重坠感，多在餐后、劳累或者站立后症状加重，伴有食欲不振、恶心、嗳气、消化不良、便秘等症状。

饮食注意

胃下垂患者要注意日常饮食，忌生冷、寒凉、油腻、肥腻饮食，如冷饮、冰冻啤酒、雪糕等。

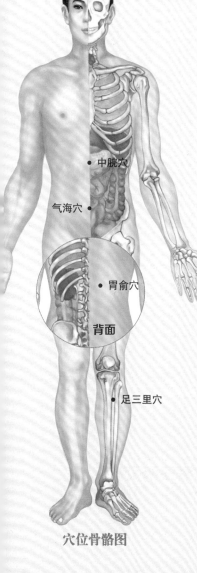

穴位骨骼图

- 中脘穴
- 气海穴
- 胃俞穴
- 背面
- 足三里穴

对症按摩

长期坚持按摩中脘穴、气海穴、胃俞穴、足三里穴，可以改善上腹不适、恶心、嗳气、厌食、乏力等症状。

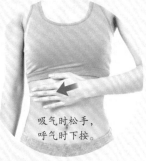

吸气时松手，呼气时下按。

按摩中脘穴

用手掌垂直按压中脘穴，随着呼气下按，吸气松手，按压10次。

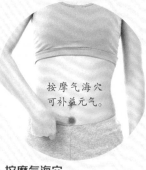

按摩气海穴可补益元气。

按摩气海穴

用拇指指腹点按气海穴，随着呼气下按，吸气松手，按压10次。

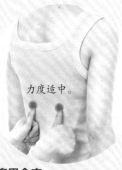

力度适中。

按摩胃俞穴

用双手拇指指腹分别点按两侧胃俞穴20~30次。

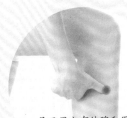

足三里穴有健脾和胃、益气生血的作用。

按摩足三里穴

用拇指指腹点按足三里穴各1~3分钟。

慢性胃炎

慢性胃炎是胃黏膜的慢性炎性改变。病程缓慢，大多数人没有明显的症状，部分患者表现为上腹饱胀、无规律的腹痛、嗳气、反酸、恶心、呕吐等，进食生、硬、冷、辛辣的食物后加重。上腹受压时轻微疼痛，部分患者舌苔黄、厚腻。

慢性胃炎如何调理

经常按摩足三里穴、三阴交穴，可以调节和振奋脾胃功能，帮助消化，同时提高机体免疫力。对脾俞穴、胃俞穴进行按摩，可促进多种消化酶的分泌，从而减轻胃部负担。

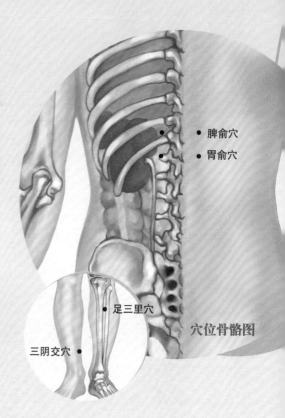

· 脾俞穴
· 胃俞穴

· 足三里穴

三阴交穴 ·

穴位骨骼图

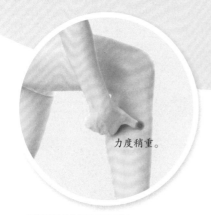

力度稍重。

○按摩足三里穴
减轻胃痛、呕吐症状

用拇指指腹点按足三里穴，左右各1~3分钟。

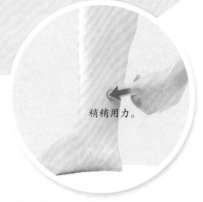

稍稍用力。

○按摩三阴交穴
健胃止痛、增强食欲

用拇指指腹用力按压三阴交穴，左右各1~3分钟。

足三里穴能够协调人的脾胃运化功能，促进机体的新陈代谢，增强人的消化、吸收及免疫功能，可辅助治疗胃痛、胃寒、呕吐、恶心等。

三阴交穴是肝、脾、肾三条阴经经过的位置，而足太阴脾经属脾络胃，所以，刺激三阴交穴能够缓解胃部疾病，可帮助治疗急慢性肠胃炎、腹胀、腹痛、胸腹胀满等。

足三里穴
三阴交穴
脾俞穴
胃俞穴

脾俞穴主要用于辅助治疗脾胃疾病，如胃炎、胃溃疡、胃痉挛、胃扩张、神经性呕吐、消化不良等。

胃俞穴与胃相应，有健脾和胃、化湿消滞的作用，可帮助治疗胃寒、胀满、肠鸣、腹痛等。

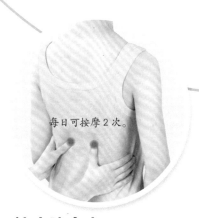

每日可按摩2次。

○**按摩脾俞穴**
健脾和胃、利湿升清

用双手拇指用力点按背部的脾俞穴50次。

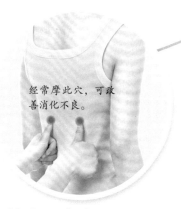

经常摩此穴，可改善消化不良。

○**按摩胃俞穴**
和胃调中、祛湿消积

用双手拇指用力点按背部的胃俞穴20~30次。

慢性肠炎

肠炎可以分为急性和慢性 2 种。慢性肠炎一般起病较缓，病程长。其主要表现为腹泻，或者腹泻与便秘交替出现；有轻度至中度的腹痛，主要是左下腹或下腹的阵痛；全身或重型患者急性发作时出现低热或重度发热。

慢性肠炎如何调理

慢性肠炎多由脾胃虚弱所致，通过按摩背部的肝俞穴、关元穴、胃俞穴、大肠俞穴，可达到补养脾胃的效果，进而起到缓解作用。

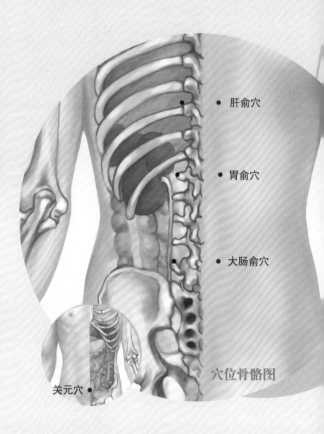

- 肝俞穴
- 胃俞穴
- 大肠俞穴
- 关元穴

穴位骨骼图

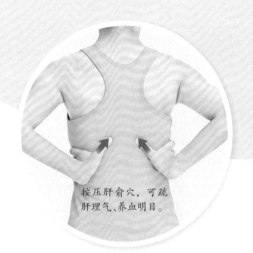

按压肝俞穴，可疏肝理气、养血明目。

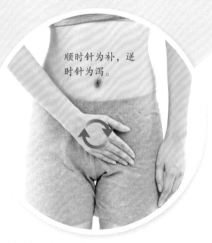

顺时针为补，逆时针为泻。

○按摩肝俞穴
疏肝利胆

用双手拇指指腹同时按压两侧的肝俞穴 20 次，可边按边揉，力度适中。

○按摩关元穴
改善腹痛、腹泻、腹胀

手掌放于关元穴上，围绕关元穴做顺时针环状摩动，力度一开始可以较轻，掌摩 30 次左右，有酸胀感即可。

肝俞穴是肝经的重要穴位，对肝有较好的补益作用。肝俞穴可帮助治疗肝胆、神志、眼目、血证等疾患。

关元穴其下正是肠腑，按揉关元穴可以调节肠腑功能，对于长期反复发作的腹痛、腹泻、腹胀有较好的改善作用，艾灸效果更佳。

肝俞穴
关元穴
胃俞穴
大肠俞穴

胃俞穴具有理中降逆、健脾和胃、祛湿调中、消除体内积食的功效，可调节糖代谢，辅助治疗腹泻、慢性肠炎、消化性溃疡等。

大肠俞穴对肠黏膜病变具有改善微循环的作用，有利于止血及促进炎症的吸收，可辅助治疗急慢性肠炎、细菌性痢疾、肠鸣等。

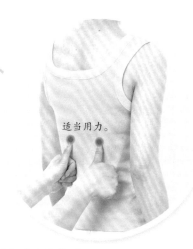

适当用力。

○按摩胃俞穴
调和胃气

用双手拇指指腹同时点按两侧的胃俞穴 20~30 次。

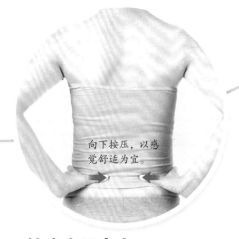

向下按压，以感觉舒适为宜。

○按摩大肠俞穴
通肠导滞、调理肠胃

用双手拇指指腹同时按压两侧的大肠俞穴 20 次。

三叉神经痛

三叉神经痛患者多在 40 岁发病，女性尤多，其发病位置多位于右侧。患者通常感到在头面部三叉神经分布区域内，发生闪电样、刀割样、烧灼样等难以忍受的剧烈性疼痛，且此病具有顽固性。

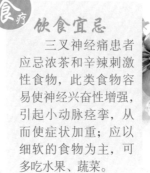

饮食宜忌

三叉神经痛患者应忌浓茶和辛辣刺激性食物，此类食物容易使神经兴奋性增强，引起小动脉痉挛，从而使症状加重；应以细软的食物为主，可多吃水果、蔬菜。

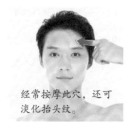

经常按摩此穴，还可淡化抬头纹。

按摩阳白穴
中指或食指自下而上推压阳白穴 10 次。

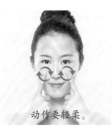

动作要轻柔。

按摩四白穴
双手食指指腹轻轻地按揉四白穴 1 分钟左右，每天按摩数次。

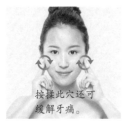

按揉此穴还可缓解牙痛。

按摩下关穴
双手食指、中指指腹叠加按揉下关穴 1~3 分钟，力度要轻。

阳白穴位于血管、神经丰富的面部区域，能够减轻三叉神经痛带来的面部不适。

四白穴有祛风明目、通经活络的作用，是辅助治疗目疾与三叉神经痛的主穴。

下关穴是三叉神经经过的穴位，因此它能够辅助治疗多种原因引起的面瘫和三叉神经痛。

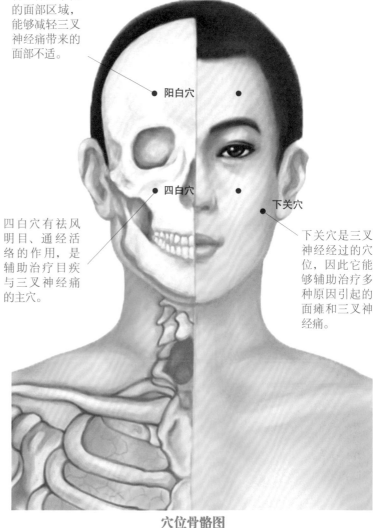

阳白穴

四白穴

下关穴

穴位骨骼图

颈椎病

颈椎病主要是由于颈椎长期劳损，致使颈椎脊髓、神经根受压，出现一系列功能障碍的临床综合征。长期伏案工作，或者头颈长期保持一个姿势的人容易患此病。

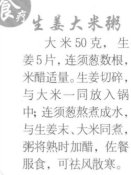

生姜大米粥

大米 50 克，生姜 5 片，连须葱数根，米醋适量。生姜切碎，与大米一同放入锅中；连须葱熬煮成水，与生姜末、大米同煮，粥将熟时加醋，佐餐服食，可祛风散寒。

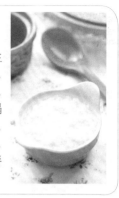

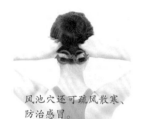

风池穴还可疏风散寒、防治感冒。

按摩风池穴

用双手拇指指腹同时按揉双侧风池穴 1~3 分钟，力度以全身酸透为宜。

每天早晚各 1 次。

按摩大椎穴

用拇指或食指指腹按揉大椎穴 1~3 分钟。

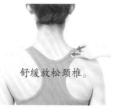

舒缓放松颈椎。

按摩肩井穴

对肩井穴部位分别施拿法、滚法和揉法，提拿 5~10 次，每日 2~3 次。

风池穴具有平肝息风、祛风解毒、通利官窍的功效，可帮助治疗头痛发热、热病汗不出、颈项强痛等。

肩井穴是临床上治疗颈肩痛的重要穴位，可以起到疏通经络、解痉止痛的作用，对各类颈肩痛、背痛可以起到缓解作用。

大椎穴，又称百劳穴，是指该穴具有缓解身体劳累、虚损的功效。大椎穴可帮助治疗肩背痛、腰脊强痛、盗汗等。

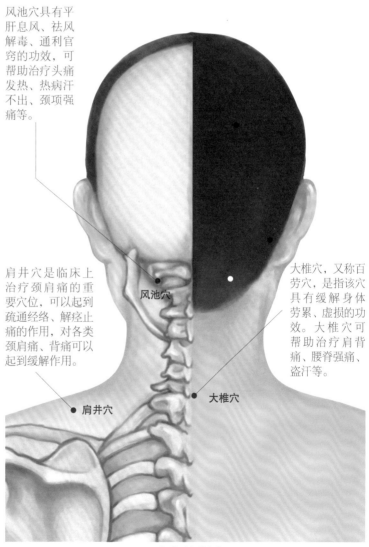

风池穴
肩井穴
大椎穴

穴位骨骼图

肩周炎

肩周炎，是肩关节周围肌肉、肌腱、滑囊和关节囊等软组织发生慢性无菌性炎症，炎症导致关节内外粘连，从而影响肩关节的活动。中医认为，肩周炎是风寒湿邪侵袭肩周筋脉所引起的慢性疾病。内因营卫虚弱，筋骨衰退，外邪乘虚而入，伤及肩周筋脉，致使气血不通而痛。

肩周炎如何调理

过度劳伤或血瘀气滞者，易患肩周炎，应通过对相关穴位的刺激防病治病。肩髃穴、肩髎穴、肩贞穴、阳陵泉穴是临床上治疗肩周炎必用的穴位，对这4个穴位进行艾灸或按摩，能够祛风散寒、温经通络，对肩周炎有较好的防治效果。

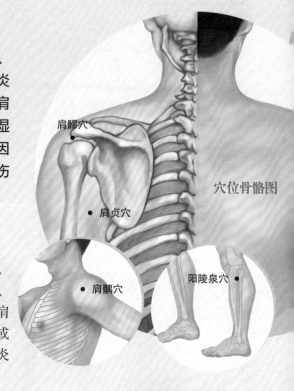

肩髎穴

肩贞穴

阳陵泉穴

肩髃穴

穴位骨骼图

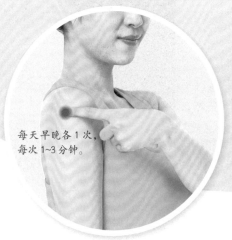

每天早晚各1次，每次1~3分钟。

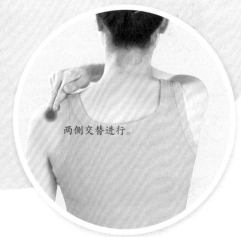

两侧交替进行。

○按摩肩髃穴
缓解肩臂疼痛

用食指指腹点按肩髃穴30次，力度适中。

○按摩肩髎穴
调气血、通经络

食指和中指并拢点按肩髎穴30次，力度适中。

肩髃穴
肩髎穴
肩贞穴
阳陵泉穴

肩髃穴为上肢要穴，有通经止痛、缓解肩臂疼痛的功效，主要用于缓解肩关节疾病，其能辅助治疗肩臂疼痛、手臂挛急、上肢不遂等。

按摩肩髎穴可疏风化湿，辅助治疗肩背部、上肢的疼痛症状，以及上肢麻木、肩周炎等。

肩贞穴有通经、活血、散结的作用，可帮助治疗肩胛痛、手臂麻痛、二肢不举。

阳陵泉穴是八会穴之筋会，中医认为肩周炎是筋的病变，所以选择此穴按摩有缓解作用。阳陵泉穴可帮助治疗肩周炎、落枕、肋间神经痛、腰扭伤等。

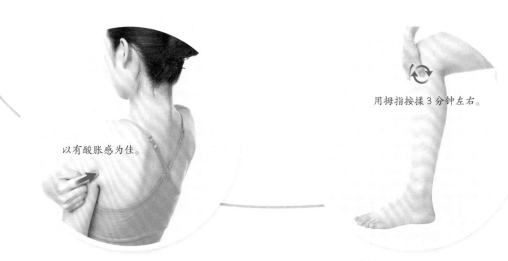

以有酸胀感为佳。

用拇指按揉 3 分钟左右。

○按摩肩贞穴
通筋利节

用拇指或食指指腹按压或按揉肩贞穴，每天 1 次，每次 1~3 分钟，按摩半个月以上，对肩周炎有缓解作用。

○按摩阳陵泉穴
舒筋活络、缓急止痛

用拇指点按在两侧阳陵泉穴上，其余四指并拢托住小腿肚按而揉之，协同向腓骨小头方向用力，让刺激充分达到肌肉组织的深层，并产生酸、麻、胀、痛、热和走窜等感觉。

急性腰扭伤

急性腰扭伤，俗称"闪腰"，在临床上较为多见，尤其多见于体力劳动者，还有偶然参加运动或劳动而事先未热身者。急性腰扭伤后，腰部可出现崩裂样疼痛，腰部无力支撑，患者难以起身，需人撑扶，进行转身、弯腰等活动感觉困难。

中医调理

选用正红花油、风湿油、云香精等，擦揉痛处，每日2~3次，可缓解疼痛。按摩期间，也可每天热敷20~30分钟。

对症按摩

先对扭伤腰部疼痛部位做放松治疗，患者取俯卧位，寻找腰部疼痛部位，先以滚法、揉法在痛点周围进行放松治疗，然后以擦法在伤侧从头到尾骶方向进行直擦操作3遍。然后在大肠俞穴、肾俞穴施以按法、揉法，在委中穴施以点按。点按腰痛点时要一边点按一边让患者直立，慢慢左右晃动腰部，尝试行走。

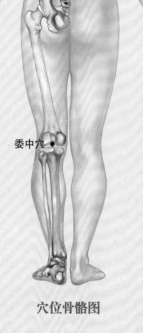

- 肾俞穴
- 大肠俞穴

腰痛点

委中穴

穴位骨骼图

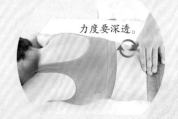

力度要深透。

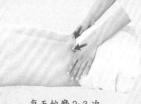

每天按摩2~3次。

按摩肾俞穴

用拇指指腹按揉肾俞穴1~3分钟，以感觉酸胀为佳。

按摩大肠俞穴

患者俯卧，用双手拇指指腹按压两侧大肠俞穴1~3分钟。

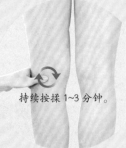

持续按揉1~3分钟。

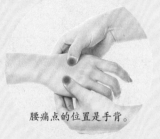

腰痛点的位置是手背。

按摩委中穴

用拇指指腹按揉委中穴30~40次，力度由轻渐重。

按摩腰痛点穴

腰痛点穴是临床上治疗急性腰部扭伤的有效穴位，用拇指点法操作3分钟，同时让患者左右晃动腰部。

腰肌劳损

腰肌劳损是指腰部肌肉及其附着点筋膜或骨膜出现慢性损伤性炎症，其主要症状是腰或腰骶部胀痛、酸痛，反复发作，疼痛可随气候变化或劳累程度而变化，如日间劳累加重，休息后可减轻，时轻时重。

红参茶

红参、枸杞子各适量。将所有材料加水煎煮15分钟即可。红参茶具有大补元气的作用，对肾虚型腰肌劳损效果很好。

对症按摩

按摩气海穴具有补益肾气、强壮腰膝的作用；按摩肾俞穴具有滋阴壮阳、补肾健腰的作用；按摩委中穴可舒筋活络、解痉止痛；腰阳关穴为督脉上阳气通过处，按摩此穴可起到疏通阳气、强腰膝、益下元的作用。

气海穴

肾俞穴

腰阳关穴

委中穴

穴位骨骼图

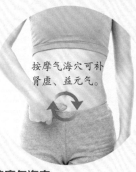

按摩气海穴可补肾虚、益元气。

按摩气海穴
用拇指或中指指腹轻轻按揉气海穴1分钟左右。

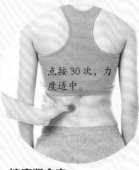

点按30次，力度适中。

按摩肾俞穴
掌揉肾俞穴附近的腰部肌肉，或者腰部施滚法3~5分钟，然后再点按肾俞穴。

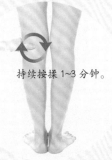

持续按揉1~3分钟。

按摩委中穴
用拇指指腹按揉委中穴30~40次，力度由轻渐重。

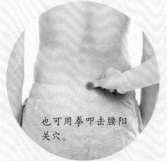

也可用拳叩击腰阳关穴。

按摩腰阳关穴
用拇指指腹着力，点按腰阳关穴2~3分钟。

腰椎间盘突出症

腰椎间盘突出症是由于腰部遭受较重的外力作用，或者长期姿势不正导致的腰椎间盘纤维的环形破裂，髓核向外突出，压迫神经根或脊髓引起的腰痛及一系列症状。中医认为，腰椎间盘突出症属于"腰痛""痹症"范畴，主要是慢性劳损，风、寒、湿邪侵袭或者扭伤而致局部的气血运行不畅、脉络受阻、气滞血瘀所致。

腰椎间盘突出症如何调理

腰椎间盘突出症患者常感腰部及下肢麻木和疼痛。对腰背部肾俞穴、大肠俞穴及手背部腰痛点穴进行按摩，有助于恢复腰部肌肉弹性，通利关节，改善腰部僵紧状态；对腿部委中穴、阳陵泉穴进行按摩，有助于改善患者腿脚麻木的症状。

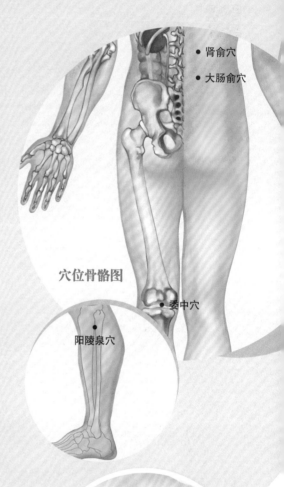

• 肾俞穴
• 大肠俞穴

穴位骨骼图

• 委中穴

阳陵泉穴

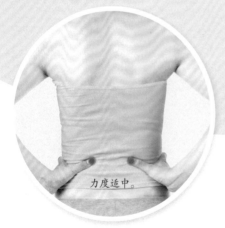

力度适中。

○按摩肾俞穴
益肾助阳、强腰利水

用双手拇指分别点按两侧肾俞穴30次。

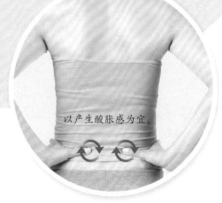

以产生酸胀感为宜。

○按摩大肠俞穴
缓解腰部疾患

用双手拇指分别按压或按揉两侧大肠俞穴1~3分钟，每天2~3次。

肾俞穴

大肠俞穴

委中穴

阳陵泉穴

中药外敷

中医历来重视肾气的保养，肾俞穴是肾的保健要穴，刺激肾俞穴可益肾固精、利腰髓，辅助治疗腰膝酸痛、腰部软组织损伤等。

大肠俞穴位于人体第 4 与第 5 腰椎棘突之间，这里正好是坐骨神经的起源处，可辅助治疗坐骨神经痛、腰脊痛等。

委中穴是临床上治疗腰背疾病的经验穴。委中穴下有胫骨部位的神经、动脉、静脉，此穴可辅助治疗急性腰扭伤、坐骨神经痛、背痛等。

阳陵泉穴为筋脉汇总之所，有舒筋、壮筋、通络的作用，是缓解腰膝筋骨疼痛的要穴。

川乌、草乌、当归、续断、红花、威灵仙、桂枝、杜仲、牛膝、独活各 15 克，鸡血藤 20 克，土鳖虫、地龙、乳香、没药各 10 克。上方草药用黄酒或米醋浸泡半小时，捞出置于布袋中，上锅隔水蒸 30 分钟，取出凉至 50℃左右，温敷疼痛处，每天外敷 1 次。

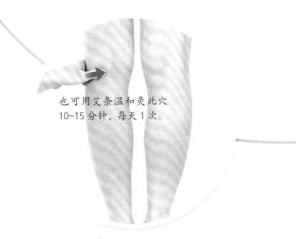

也可用艾条温和灸此穴
10~15 分钟，每天 1 次。

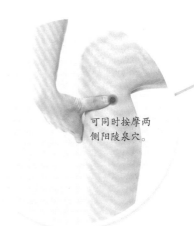

可同时按摩两
侧阳陵泉穴。

○按摩委中穴
补肾强腰、行气活血

用拇指掐揉委中穴 10 次，力度以能耐受为度。

○按摩阳陵泉穴
滑利筋骨、温经止痛

用拇指点按或按揉阳陵泉穴1~3 分钟，力度适中。

足跟痛

足跟痛多由过度劳损引起，如肥胖、高龄、穿鞋不当、过度训练、长期站立等多发此病，跑步爱好者发病率也较高。按摩太溪穴、解溪穴等，可改善局部血液循环，消除软组织炎症。患者在按摩期间应适当休息，少走路，宜穿宽松柔软、轻便舒适的鞋。

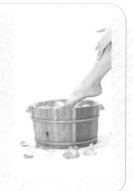

足部防护

足跟痛者宜坚持每天泡脚15分钟。开始泡脚时水不宜过多，浸过脚背即可，浸泡一会儿后，再逐渐加热水至踝关节以上。

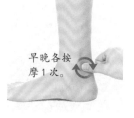

早晚各按摩1次。

按摩太溪穴

用拇指指腹按揉太溪穴3分钟左右，力度适中。

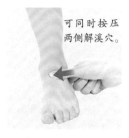

可同时按压两侧解溪穴。

按摩解溪穴

用拇指按压解溪穴30次，力度适中。

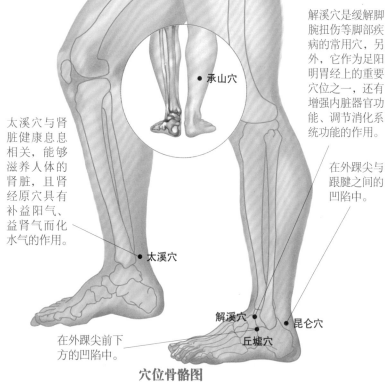

承山穴

太溪穴与肾脏健康息息相关，能够滋养人体的肾脏，且肾经原穴具有补益阳气、益肾气而化水气的作用。

太溪穴

解溪穴是缓解脚腕扭伤等脚部疾病的常用穴，另外，它作为足阳明胃经上的重要穴位之一，还有增强内脏器官功能、调节消化系统功能的作用。

在外踝尖与跟腱之间的凹陷中。

解溪穴　昆仑穴

丘墟穴

在外踝尖前下方的凹陷中。

穴位骨骼图

随证加减

足跟痛症状明显的患者可增加按摩承山穴、丘墟穴和昆仑穴。

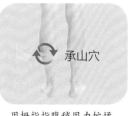

承山穴

用拇指指腹稍用力按揉。

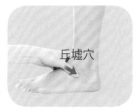

丘墟穴

用对侧拇指按压1~3分钟。

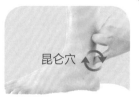

昆仑穴

用拇指指腹按揉3~5分钟。

膝关节炎

膝关节炎属于中医"痹症""骨痹""膝痹"的范畴，其主要是由于年老体虚，加以外邪侵袭而发病。外邪指的是风、寒、湿、热等自然界的气候变化。另外，老年人肝肾气血亏虚，而肝主筋、肾主骨，与筋骨的关系非常密切，如不注意保养，膝关节就容易发病。

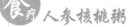

食疗 人参核桃粥

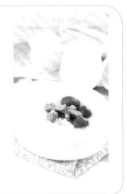

人参5克，大米50克，核桃仁和水适量。将以上材料洗净，倒入水中煮至软熟，加入核桃仁略煮即可。人参核桃粥可补肾益血、活络止痛。

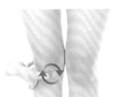

可同时按揉两侧内膝眼穴。

按摩内膝眼穴

用拇指指腹按揉内膝眼穴2~3分钟，力度宜均匀和缓，逐渐加重。

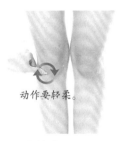

动作要轻柔。

按摩犊鼻穴

用拇指指腹轻轻按揉犊鼻穴2~3分钟。

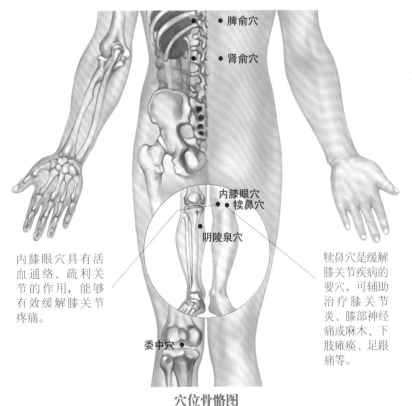

• 脾俞穴

• 肾俞穴

内膝眼穴
• 犊鼻穴

阴陵泉穴

委中穴 •

内膝眼穴具有活血通络、疏利关节的作用，能够有效缓解膝关节疼痛。

犊鼻穴是缓解膝关节疾病的要穴，可辅助治疗膝关节炎、膝部神经痛或麻木、下肢瘫痪、足跟痛等。

穴位骨骼图

随证加减

湿热阻络型加按阴陵泉穴、委中穴；脾虚湿阻型加按脾俞穴；阴虚血瘀型加按肾俞穴。

阴陵泉穴

稍用力按揉。

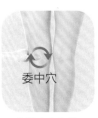

委中穴

按揉1~3分钟。

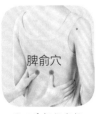

脾俞穴

用双手拇指点按。

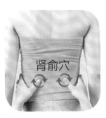

肾俞穴

用双手拇指按揉。

类风湿性关节炎

类风湿性关节炎是一种以关节病变为主的慢性自身免疫性疾病。其主要临床表现为小关节滑膜所致的关节肿痛，继而出现软骨破坏、关节间隙变窄。晚期因严重骨质破坏可导致关节僵直、畸形、功能障碍。

姜丝萝卜汤

生姜丝、萝卜各适量，加水煎煮10~15分钟，最后加入红糖稍煮即可食用。姜丝萝卜汤可祛风散寒。

对症按摩

大椎穴可强筋健骨、除风祛邪；肾俞穴可益肾纳气、填精补髓；阳陵泉穴可通络祛寒、舒筋止痛；三阴交穴可健脾利湿、活血通络。

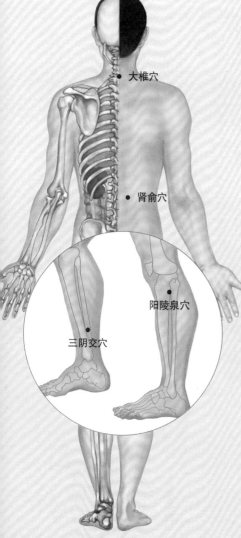

穴位骨骼图

大椎穴
肾俞穴
阳陵泉穴
三阴交穴

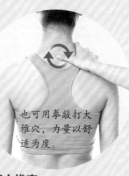

也可用拳敲打大椎穴，力量以舒适为度。

按摩大椎穴
用拇指指腹按揉大椎穴5~10分钟，可稍用力。

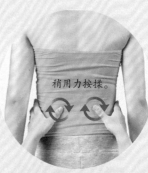

稍用力按揉。

按摩肾俞穴
用双手拇指指腹按揉两侧肾俞穴1~3分钟。

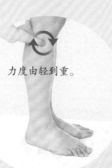

力度由轻到重。

按摩阳陵泉穴
用拇指指腹按揉阳陵泉穴1~3分钟。

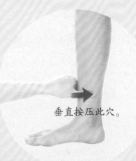

垂直按压此穴。

按摩三阴交穴
用拇指指腹按压两侧三阴交穴各1~3分钟。

大椎穴

类风湿多为素体气血不足，肝肾亏虚，治当疏风散寒、鼓舞阳气使气血调畅，经脉通利。大椎穴主人体一身之阳，可以鼓舞阳气、温通经脉，为临床治疗类风湿常用穴位。

阳陵泉穴

阳陵泉穴为胆经穴位，胆经循行纵行全身，且此穴古人称之为"筋会"，适用于各类筋病，有舒筋活络的效果，对于类风湿患者关节疼痛、僵硬、畸形、肌肉萎缩有较好效果。

肾俞穴

肾俞穴与肾脏相应，有益肾固精、清热利湿的功效。凡痛涉及肾者，如虚劳、腰痛、梦遗等，均可取此穴进行按摩。

三阴交穴

三阴交穴为脾、肝、肾3条阴经相交的地方，可以利用三阴交穴来调经、养血、补阴。

类风湿性关节炎是一种**易反复发作**的疾病，若不注重**预后或预后不良**，**致残率较高**，目前还没有很好的根治方法。

居家调养

烟、酒都易加剧关节炎的恶化，因此，在日常生活中尽量不喝酒、不吸烟，同时注意避免吸二手烟。饮食上慎食生冷食物和辛辣刺激性食物。

湿疹

湿疹可发生于任何部位，常见于面部、耳后、四肢屈侧、乳房、手部、阴囊等处，具有对称性、渗出性、瘙痒性、多形性和复发性等特点。

薏苡仁赤小豆粥

薏苡仁30克，赤小豆15克，加水同煮至豆烂，酌加白糖，早晚分服。此方能够祛湿排毒。

对症按摩

对风门穴、胃俞穴、曲池穴进行按摩可去燥止痒；对三阴交穴进行按摩可滋阴活血。用按摩疗法缓解湿疹贵在坚持，以每日早晚各按摩1次为佳。

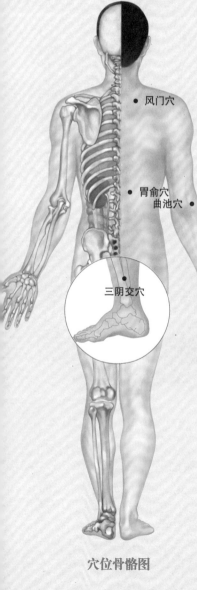

● 风门穴

胃俞穴
曲池穴

三阴交穴

穴位骨骼图

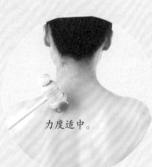

力度适中。

按摩风门穴

用拇指指腹揉按风门穴1~3分钟，或利用健康槌轻轻刺激风门穴30次。

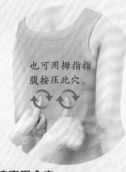

也可用拇指指腹按压此穴。

按摩胃俞穴

用双手拇指指腹按揉两侧胃俞穴1~3分钟，力度适中。

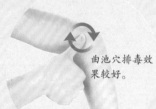

曲池穴排毒效果较好。

按摩曲池穴

用拇指指腹按揉曲池穴2分钟左右，两侧交替进行。

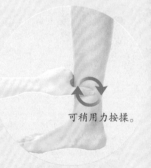

可稍用力按揉。

按摩三阴交穴

用拇指指腹按揉三阴交穴1~3分钟，两侧可同时进行。

扫一扫，看按摩手法视频

痤疮

痤疮，俗称"青春痘"，从表面意义上理解，这是青春期才会出现的现象。事实上，人在任何一个年龄段都可以起痤疮，它不仅会带来瘙痒、疼痛，也会让人美丽的容颜受到影响。

薏苡仁绿豆山楂粥

取绿豆、薏苡仁各 25 克，山楂 10 克，洗净，加水 500 毫升，泡 30 分钟后煮沸，滚煮几分钟后停火，闷 15 分钟即可。此方可当茶饮，每日 3~5 次。

对症按摩

若痤疮化脓，应避免在痤疮上直接按摩。按摩下关穴能促进面部皮脂腺新陈代谢，有利于痤疮的消退；按摩天枢穴，有助于排出肠内毒素，从而使痤疮症状减轻；按摩内庭穴有助于降火气，改善体质燥热引起的痤疮；按摩大椎穴，可调节全身功能，祛除体内多余的湿气。

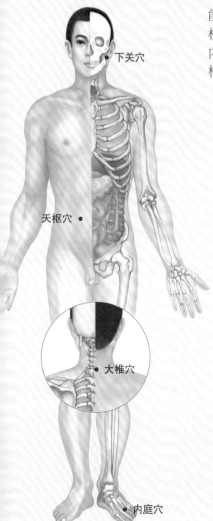

下关穴

天枢穴

大椎穴

内庭穴

穴位骨骼图

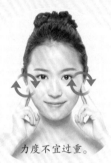

力度不宜过重。

按摩下关穴

用双手食指、中指指腹叠加轻轻按揉下关穴 1~3 分钟。

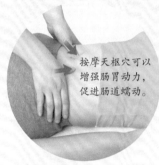

按摩天枢穴可以增强肠胃动力，促进肠道蠕动。

按摩天枢穴

用拇指指腹按压天枢穴，也可用按揉手法。

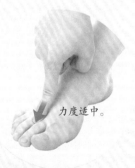

力度适中。

按摩内庭穴

用拇指指腹按压内庭穴 1~3 分钟，早晚各 1 次。

以透热为度。

按摩大椎穴

一手小鱼际或手掌横擦大椎穴，以局部透热为度。可先于局部涂抹按摩油，避免擦破皮肤。

黄褐斑

黄褐斑，又称"肝斑"，是发生于面部的黄褐色色素沉着，常呈蝴蝶状对称存在，肝气郁结是主要病因。因为肝主情志，喜疏泄，不能有郁积之气。如果肝郁气滞必然血行不畅，容易引发女性常见的血瘀症，使人面部无光泽，甚至会出现黄褐斑。此外，脾胃虚弱、气血不足也会导致黄褐斑的出现。

黄褐斑如何调理

对相应的穴位进行按摩或艾灸，既可以保养脏器，又可以祛黄褐斑。按摩或艾灸足三里穴、三阴交穴可调节脏器功能；按摩血海穴可运化气血；按摩太冲穴可清肝降火、排毒养颜。

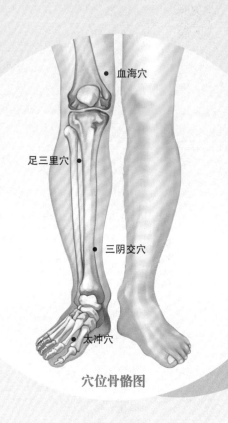

穴位骨骼图

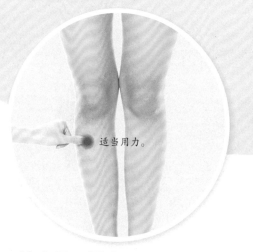

适当用力。

○ **按摩足三里穴**
补充气血、调理脾胃

用拇指指腹点按足三里穴 1~3 分钟。

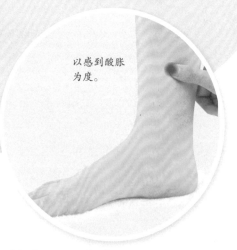

以感到酸胀为度。

○ **按摩三阴交穴**
滋阴养颜、润泽肌肤

用拇指指腹按压或按揉三阴交穴 1~3 分钟。

足三里穴 •

三阴交穴 •

血海穴 •

太冲穴 •

足三里穴能够调节人体的脾胃功能，"脾为后天之本、气血生化之源"，脾主运化，能够将人体摄入的水谷精微运化全身，从而化成气血等精微物质，达到缓解黄褐斑症状的目的。

三阴交穴是人体的养生大穴，对女性来说尤为重要。此穴是脾、肝、肾三条阴经相交处，可利用三阴交穴来调经、养血、补阴、祛斑。

血海穴是气血输注出入的重要穴位，有生血和活血化瘀的功效，能够起到促进血液运行的作用。

太冲穴可以调节肝的疏泄功能，保持全身气机的通畅，因此，按摩太冲穴对肝气郁结引起的黄褐斑效果较好。

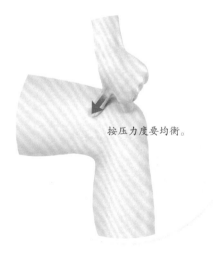

按压力度要均衡。

○按摩血海穴
养血活血、增强抵抗力

用拇指指端按压血海穴，一压一放为1次，持续3~5分钟。

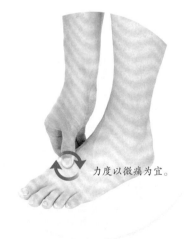

力度以微痛为宜。

○按摩太冲穴
疏肝解郁、淡化斑点

用拇指或食指指腹顺时针点揉太冲穴，每次1分钟。

荨麻疹

荨麻疹常表现为在身体的不特定部位，冒出一块块形状大小不一的红色斑块，并伴有剧烈瘙痒和发热、腹痛、腹泻等不适。除了过敏反应以外，胃肠疾病、代谢障碍、内分泌紊乱以及精神心理因素等，也是荨麻疹的诱发因素。

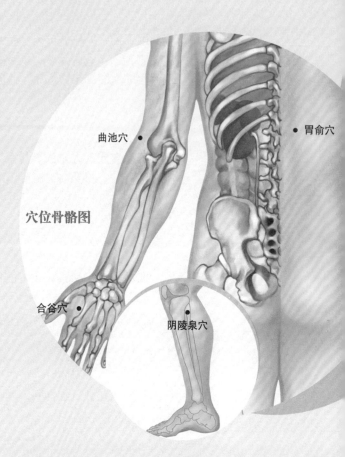

穴位骨骼图

曲池穴　合谷穴　胃俞穴　阴陵泉穴

荨麻疹如何调理

对胃俞穴、曲池穴、合谷穴、阴陵泉穴等进行按摩，可以调节内分泌，改善过敏反应症状。

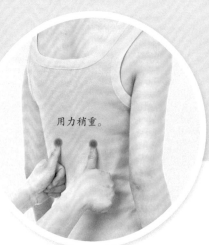

用力稍重。

两侧交替进行。

○按摩胃俞穴
祛湿消积

用双手拇指同时点按两侧的胃俞穴20~30次。

○按摩曲池穴
清热凉血、抗过敏

每天11~13点用拇指指腹按揉曲池穴，每次2分钟。

胃俞穴为人体足太阳膀胱经上的重要穴位之一。中医认为，胃腑的湿热水气由胃俞穴外输膀胱经，所以此穴能帮助胃部排毒。

曲池穴具有解毒排毒的功能，能把体内的各种过敏原清扫出去，抑制抗原与抗体之间发生免疫反应。

合谷穴是大肠经气的聚居之地，脏腑中肺与大肠相表里，经络中手足阳明经两脉连贯，因而在临床上，合谷穴既可解肺主管之表，又能治疗胃肠属下之里。

阴陵泉穴属足太阴脾经，而脾的主要功能之一就是运化水湿，若水湿不化，留驻于体内，则会引发腹泻、皮肤发炎、皮肤瘙痒等症状。因此，按摩阴陵泉穴可改善荨麻疹症状。

胃俞穴
曲池穴
合谷穴
阴陵泉穴

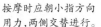

按摩时应朝小指方向用力，两侧交替进行。

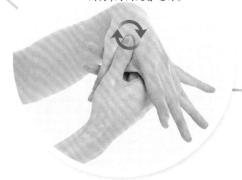

拇指按压阴陵泉穴时，若食指同时按压阳陵泉穴，效果更佳。

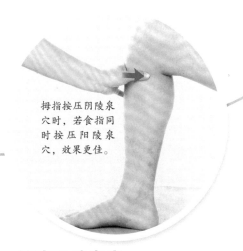

○按摩合谷穴
促进面部血液循环

用一只手的拇指和食指夹住另一只手的合谷穴，用力揉捏1~3分钟。

○按摩阴陵泉穴
缓解发炎、搔痒等不适症状

用拇指指腹按压阴陵泉穴1~3分钟，力度适中。

月经不调

月经不调是困扰女性的常见病，表现为月经提前或错后、经血量过少或过多、经色不正常，并伴有全身乏力、头昏、腰酸、怕冷喜暖等症状。中医认为，女子为阴柔之体，以气血为先天，月经不调与气血的病变有很大关系。所以，调理月经不调应该从气血着手。

祛除女性疾患，焕发健康风采

饮食宜忌

月经总是提前的人应少吃辛辣、肥甘之品，如肉、葱、辣椒等，多吃青菜。月经总是来的人宜少吃冷食，多吃肉；经期刚来的一两天，可吃一些鸡肝或猪肝等补血的食品。

对症按摩

月经不调与工作劳累、情绪焦虑抑郁、湿凉环境等密切相关。按摩相关穴位，对月经不调有一定的辅助治疗作用，可在经期前后的睡前和起床时各按摩1次。

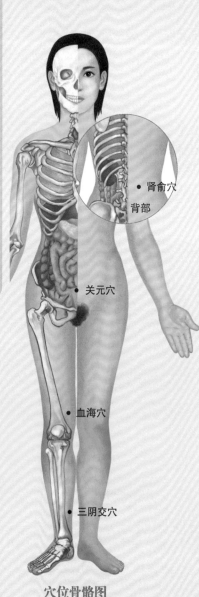

穴位骨骼图

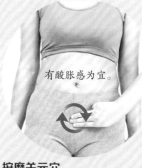

有酸胀感为宜。

按摩关元穴
食指、中指、无名指三指并拢，点揉关元穴1~3分钟，或者用三指指摩、掌摩关元穴1~3分钟。

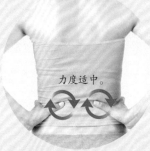

力度适中。

按摩肾俞穴
两手叉腰，用拇指按压两侧肾俞穴1~3分钟，以感酸胀度为佳。

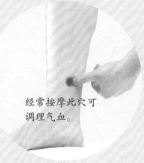

经常按摩此穴可调理气血。

按摩三阴交穴
用拇指指腹按压三阴交穴，时间1~3分钟。

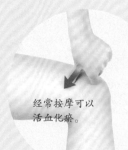

经常按摩可以活血化瘀。

按摩血海穴
用拇指指端按压血海穴一压一放为1次，持续3~分钟，力度要均衡。

肾俞穴

肾俞穴是肾的保健要穴，刺激肾俞穴可益肾固精、利腰髓。按摩肾俞穴可缓解月经不调、白带、水肿、耳鸣、耳聋、腰痛等。

血海穴

女子无论是保持健康、美容养颜，还是维持月经和排卵周期，都离不开阴血的营养与支撑。血海穴有调经统血、健脾化湿、通经活络的功效，能够调理月经不调、痛经等。

关元穴

关元穴是人体重要穴位之一，刺激关元穴可温阳固气、疏通经络、促进血液循环，还可祛除体内的湿气，对月经不调、生殖系统疾病有调理作用。

三阴交穴

三阴交穴有健脾祛湿、安神、调经的作用，对月经不调、痛经等病症有辅助治疗作用。

经期要注意身体**保暖**，**避免寒凉刺激**，不坐潮湿冰凉的地方，不用凉水洗浴，不吃凉食或喝冷饮。

弓式运动调月经

取跪姿，右手着地，左臂伸向前方，右腿伸向后方，保持身体平衡。跷起右脚，用左手握右脚，保持15秒。左右侧交替进行。

看按摩手法视频

痛经

女性在行经前后或行经期间，小腹及腰部疼痛，甚至剧痛难忍，伴有面色苍白、头面冷汗淋漓、手足厥冷、恶心呕吐等症状，伴随月经周期发作，称为痛经。痛经分为原发性痛经和继发性痛经2种。原发性痛经指生殖器官无明显器质性病变的行经疼痛；继发性痛经指生殖器官有器质性病变的行经疼痛。

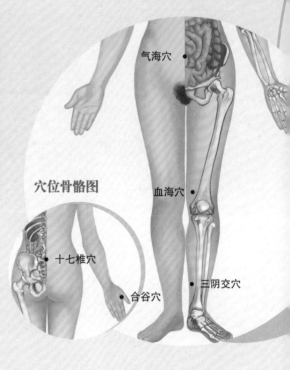

气海穴

穴位骨骼图

血海穴

十七椎穴

合谷穴

三阴交穴

痛经如何调理

痛经是女性月经期的常见症状，一般都是生理性的，是由于月经期前列腺素的分泌刺激了阴道和子宫收缩引起的下腹部痉挛性疼痛。在月经来潮前的1周左右，对气海穴、十七椎穴、血海穴、三阴交穴进行按摩，可调节体内激素分泌状况，从而使气血更加顺畅。对合谷穴的按摩可缓解经期的剧烈疼痛。

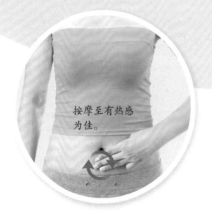

按摩至有热感为佳。

○按摩气海穴
补肾固精、温养益气

中间三指并拢，紧贴气海穴，按顺时针方向分小圈、中圈、大圈，按摩100~200次，动作要轻柔缓慢。

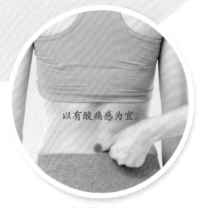

以有酸痛感为宜。

○按摩十七椎穴
活血祛瘀、通经止痛

用拇指点法或者肘尖点法刺激十七椎穴，操作1~3分钟。

气海穴具有益气助阳、调经固经的功效，可辅助治疗少腹、腰骶等疾患，如腹痛、腹胀、泄泻、胃下垂、月经不调、痛经等。

十七椎穴其下为督脉循行所过，督脉起于女子胞宫，因此有良好的活血祛瘀、通经止痛的作用，现代医学也发现针刺十七椎穴可调节子宫肌舒缩，接触子宫痉挛性收缩从而缓解痛经，因此十七椎穴为辅助治疗痛经的经验效穴。

血海穴是女性身体中较为重要的保健穴位之一。血海穴有调经统血、健脾化湿、通经活络的功效，能够辅助治疗各种与血有关的病症，如月经不调、痛经等。

痛经的发生与脾虚、肝气不舒、肾阳不足等有密切的关系。三阴交穴是肝、脾、肾三条阴经经过的位置，故能调节三条阴经的气血，调补肝、脾、肾，让气血循行通畅，达到辅助治疗痛经的效果。

合谷穴即虎口，是人体六大养生要穴之一。本穴有解表退热、理气止痛、活血调肠、调理汗液的作用。

气海穴
十七椎穴
血海穴
三阴交穴
合谷穴

血海穴

三阴交穴是养生大穴，是妇科主穴。

● 三阴交穴

按压合谷穴可有效止痛。

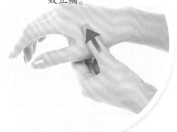

○按摩血海穴、三阴交穴
调经统血、健脾化湿、益肾平肝

用拇指指腹用力点按血海穴50次，用拇指指尖点按三阴交穴20次。

○按摩合谷穴
镇静止痛、通经活经、清热解表

一只手张开，用另一只手的拇指指腹按压合谷穴1~3分钟，用力稍大。

闭经

闭经是指从未有过月经或月经周期已建立后又停止的现象。闭经可由垂体功能失调、肿瘤、子宫内膜炎等原因引起。血海穴、三阴交穴、脾俞穴、肾俞穴等均能调节内分泌，辅助治疗闭经。

食疗 多吃黑豆、大枣等

若是由于节食诱发的闭经，可以通过食疗的方法缓解。饮食中可多食大枣、黑豆、鸡汤、豆腐等，有利于改善闭经。也可以遵医嘱服用调经的药物进行治疗。

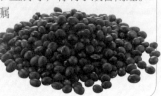

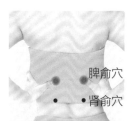

脾俞穴

肾俞穴

按摩脾俞穴时可边按边揉。

按摩脾俞穴和肾俞穴

用拇指点按两侧脾俞穴 20 次，点按肾俞穴 30 次。

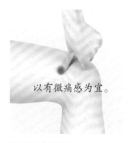

以有微痛感为宜。

按摩血海穴

用拇指用力均衡地点按血海穴 50 次。

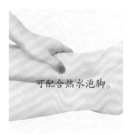

可配合热水泡脚。

按摩三阴交穴

用拇指点按三阴交穴 20 次。

脾俞穴能改善脾的运化功能，有促进消化吸收的作用。此穴还是气血生化之源，可补脾摄血。

女性闭经很多是因为身体气血亏虚、气血不足或肾虚引起的。肾俞穴可补肾气，充气血，经常按摩肾俞穴可缓解闭经。

血海穴有调经统血、健脾化湿、通经活络的功效，能够缓解月经不调、痛经、闭经等。

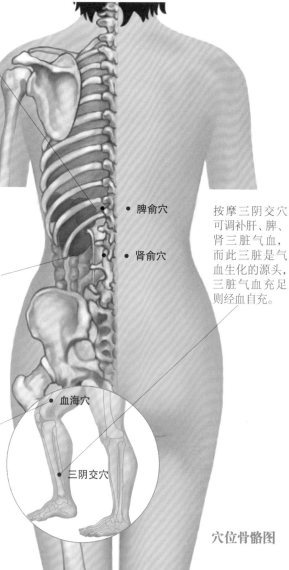

脾俞穴

肾俞穴

按摩三阴交穴可调补肝、脾、肾三脏气血，而此三脏是气血生化的源头，三脏气血充足则经血自充。

血海穴

三阴交穴

穴位骨骼图

阴道炎

阴道炎是当人体免疫功能下降时，阴道的自然防御功能遭到破坏，病原体侵入所致。其以白带的性状改变及外阴瘙痒灼痛为主要症状。

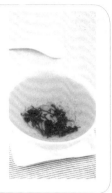

食疗 **马齿苋饮**

将鲜马齿苋50克洗净，用冷开水再浸洗1次，切小段，搅拌机搅烂，榨取鲜汁，加入蜂蜜25毫升调匀，隔水炖熟即可，分2次饮用。此茶饮可清热解毒、消炎。

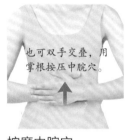

也可双手交叠，用掌根按压中脘穴。

三阴交穴对妇科疾病有很好的疗效，如阴道炎、月经不调、白带异常、产后恶露不尽等。

中脘穴有疏肝养胃、解郁、补气益血等功效。

按摩中脘穴

用拇指指腹按摩中脘穴，或用手掌垂直按压中脘穴10次，吸气时松手，呼气时下按。

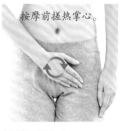

按摩前搓热掌心。

关元穴具有培元固本、补益下焦之功，凡元气亏损均可使用。按揉或震颤关元穴，可以调节内分泌，从而达到辅助治疗生殖系统疾病的目的。

按摩关元穴

用手掌顺时针摩关元穴30次左右。

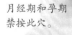

月经期和孕期禁按此穴。

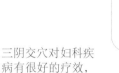

三阴交穴

中脘穴

关元穴

按摩三阴交穴

用拇指按压三阴交穴1~3分钟。

穴位骨骼图

乳腺增生

乳腺增生是一种以乳房疼痛和乳房内有肿块为特征的乳房疾病，表现为一侧或者两侧乳房可以摸到大小不等、软硬不一的肿块，并伴有乳房胀痛，个别患者会向腋下或者上肢放射。月经前后症状比较明显，肿块变大、变硬。中医认为该病属"乳癖"，多因过度思虑导致肝脾两伤，以致气滞血瘀，结于乳房成为肿块。

蒲公英的妙用

鲜蒲公英有一定的软坚散结、清热解毒的功效。鲜蒲公英当天采，当天榨汁服用，或者用鲜蒲公英包饺子吃或炒鸡蛋吃。

对症按摩

按摩膻中穴、少泽穴，可增强胸部乳腺组织的营养与代谢，行气活血、健胸丰乳；按摩足临泣穴、三阴交穴、梁丘穴，可通经养血，缓解乳腺肿胀；按揉乳房局部可以疏通经络，促进气血运行，缓解胸闷、胸胀的感觉，有助于结块的消散。

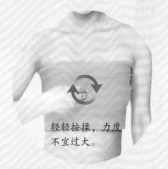

轻轻按揉，力度不宜过大。

按摩膻中穴

中间三指并拢，用指腹轻轻按揉膻中穴50次。

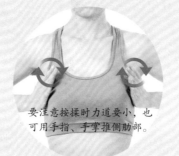

要注意按揉时力道要小，也可用手指、手掌推侧肋部。

按摩乳房局部

用小力道由外围至中心按揉患侧乳房，对增生结节予以重点按揉，要求力道要轻，不觉疼痛，按揉1~3分钟。

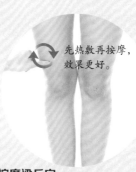

先热敷再按摩，效果更好。

按摩梁丘穴

用拇指按揉胃经上的梁丘穴，每次按揉3~5分钟。长期坚持，对于乳房有肿块或经前痛经都会有所改善。

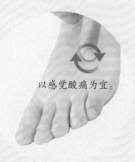

以感觉酸痛为宜。

按摩足临泣穴

用拇指指腹按揉足临泣穴，左右各揉按1~3分钟。或用食指点按足临泣穴3~5分钟。

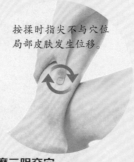

按揉时指尖不与穴位局部皮肤发生位移。

按摩三阴交穴

用拇指指腹适当用力按揉三阴交穴1~3分钟。

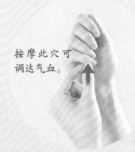

按摩此穴可调达气血。

按摩少泽穴

用指甲尖端垂直下压掐揉少泽穴，10次左右。每天可重复操作2~3次。

膻中穴

膻中穴可调节全身的气机，乳腺增生多由于气机不畅，肝脏功能失衡，以致气滞血瘀而成。膻中穴位于两乳房之间，能调节乳房的经脉气血。

摆臂运动

取站立位或坐位，双手合十置于胸前，然后向右侧摆双臂，保持姿势15秒钟。再向左侧摆双臂，保持姿势15秒钟。此运动可防治乳腺增生。

少泽穴

少泽穴善于清心中之火、通心之脉络，是女性保健的重要穴位之一，有调气血、通血脉的功能，是辅助治疗乳房胀痛和乳汁不通的主穴之一。

乳房局部

按揉乳房局部可以疏通经络，促进气血运行，缓解胸闷、胸胀的感觉，有助于结块的消散。

三阴交穴

三阴交穴可同时调补人体脾、肝、肾三脏，是妇科主穴，对妇科疾病有很好的缓解效果，如痛经、月经不调、白带异常、不孕、产后恶露不尽、乳腺增生等。

梁丘穴

梁丘穴是足阳明胃经之郄穴，阳明经脉经过乳房，郄穴又为经脉气血深聚之部位，故本穴可通经止痛、散结滞，可缓解乳腺增生的症状。

足临泣穴

足临泣穴有清热消肿、通经活络的功效，可以缓解女性乳房疾病，如乳腺炎、乳腺增生等。

膻中穴
少泽穴
梁丘穴
三阴交穴
足临泣穴

禁止**滥用避孕药**及**含雌性激素**美容用品等。

穴位骨骼图

乳腺炎

乳腺炎是乳房急性化脓性炎症，临床表现初期为乳房肿胀、疼痛，肿块压痛，表面红肿发热；继续发展，可出现寒战、高热、局部皮肤红肿，有硬结、压痛，患侧腋下淋巴结肿大。乳腺炎多发于产后哺乳期女性。

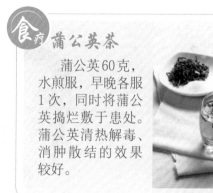

食疗 蒲公英茶

蒲公英60克，水煎服，早晚各服1次，同时将蒲公英捣烂敷于患处。蒲公英清热解毒、消肿散结的效果较好。

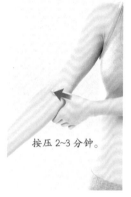

按压2~3分钟。

按摩尺泽穴

用拇指指腹对尺泽穴进行按压，以出现酸胀感为宜。

尺泽穴为手太阴肺经合穴，按摩此穴可使阴阳经脉瘀阻得通，肝气条达，从而使乳房瘀堵的肿块得以畅通。

尺泽穴

少泽穴善于清心中之火、通心之脉络。一般点刺放血，具有良好的泻热作用，能泻胃经积热，有通经活络、散瘀破结的作用。

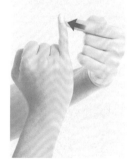

力度稍大，速度要快。

按摩少泽穴

用指甲尖端垂直下压掐揉少泽穴10次左右。每天可重复操作2~3次。

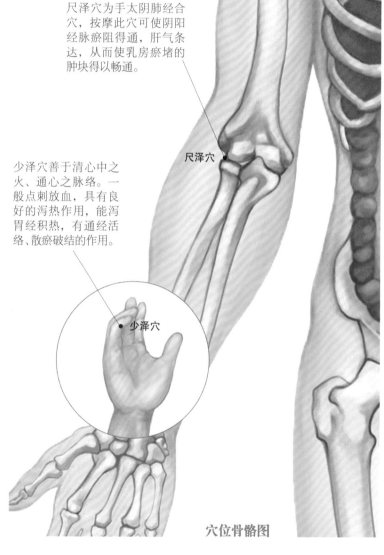

少泽穴

穴位骨骼图

产后缺乳

产后缺乳又称"乳汁不足"，指哺乳期内，产妇乳汁甚少或全无。中医认为，产后缺乳的病因一为产后气血不足，无以化生乳汁而下；二为肝气阻滞，气机不畅，损伤冲任二脉，甚或影响脾胃运化，使乳汁不得上行而出现缺乳、胁肋部胀痛、乳房肿胀的表现。

酒酿蛋花汤

妇女产后缺乳常食酒酿蛋花汤，既能增加乳汁的分泌，又能促进子宫恢复。酒酿 1 块，鸡蛋 1 个。将酒酿加水煮开，再打入鸡蛋，煮成蛋花状即可，趁热服用。

对症按摩

产后缺乳多因身体虚弱、气血生化之源不足而引起。按摩调理应以调补气血、通经解郁为主。对膻中穴、脾俞穴、少泽穴、支沟穴四穴进行按摩，可有效改善缺乳、少乳症状。每日按摩 2 次，手法以轻缓为宜。

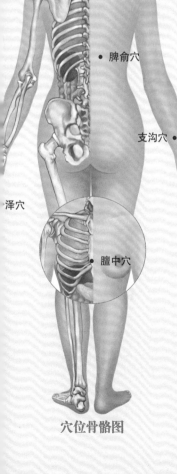

穴位骨骼图

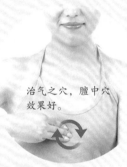

治气之穴，膻中穴效果好。

按摩膻中穴

中间三指并拢，用三指指腹轻轻按揉膻中穴 50 次。

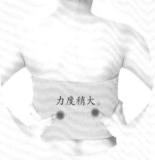

力度稍大。

按摩脾俞穴

用双手拇指指腹同时点按两侧脾俞穴 50 次。

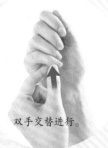

双手交替进行。

按摩少泽穴

用指甲尖端垂直下压掐揉少泽穴 10 次。

每日按摩 2 次。

按摩支沟穴

用拇指指腹按揉支沟穴 1~2 分钟，双侧各 30 次。

更年期综合征

妇女 49 岁前后肾气渐渐衰退，月经量渐渐减少进而绝经，生殖功能逐渐降低进而全部丧失。这一过程是女性正常的生理变化。如果更年期妇女身体原本就阴虚或阳虚，或受生活环境因素的不利影响，不能适应此过程，则会出现一系列的更年期症状。

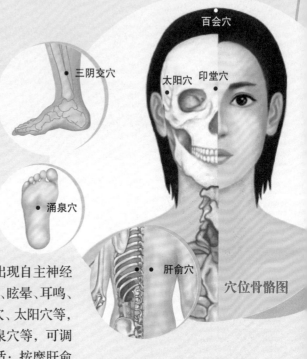

穴位骨骼图

更年期综合征如何调理

更年期女性由于卵巢功能的退化，出现自主神经系统功能紊乱的症状，如失眠、不安、焦躁、眩晕、耳鸣、腰痛、心悸、多汗等。按摩百会穴、印堂穴、太阳穴等，可缓解眩晕、头痛；按摩三阴交穴、涌泉穴等，可调节体内激素变化，改善失眠、盗汗等不适；按摩肝俞穴，可疏肝解郁，缓解更年期引起的心情烦躁。

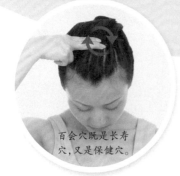

百会穴既是长寿穴，又是保健穴。

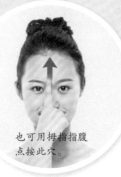

也可用拇指指腹点按此穴。

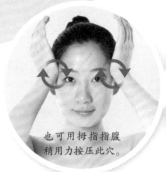

也可用拇指指腹稍用力按压此穴。

○按摩百会穴
平肝息风、清热开窍

用食指、中指并拢按揉百会穴 2~3 分钟，力度适中。每天按摩 1~2 次。

○按摩印堂穴
调和气血、升清降浊、提神醒脑

食指指腹沿印堂穴向上推，反复做 2 分钟。

○按摩太阳穴
清肝明目、通络止痛、养颜美容护肤

用双手小鱼际按揉两侧太阳穴 2 分钟。

百会穴位居头顶部，不仅对于调节机体的阴阳平衡起着重要作用，还是调节大脑功能的要穴，临床上常用于头昏头痛、失眠、神经衰弱等疾病的治疗。

中医认为大脑为"清净之府"，清阳要升，浊阴宜降。因此若能经常按压印堂穴，可调和气血、升清降浊，起到清脑健神、舒心宁志、明目去皱、祛风通窍的作用。

太阳穴是人体头面部的重要穴位，是缓解头痛、眼疾等诸多病症的有效穴。

三阴交穴有调和气血、补肾养肝的功用。对于妇科病，如痛经、月经不调、更年期综合征、手脚冰冷等，刺激此穴可改善病情。在月经开始前 5~6 天，每天花 1 分钟刺激此穴，有良好的保健效果。

涌泉穴在人体养生、防病、治病、保健等各个方面都起着重要的作用。常按涌泉穴可增强体质，使人精力旺盛，还可助睡眠，对更年期综合征引起的烦躁、失眠有辅助治疗作用。

更年期患者常有面赤汗出、烦躁易怒的症状，多为肝肾亏虚的表现，肝俞穴可以疏肝解郁、养血安神，配合三阴交穴有良好的调治肝肾、平衡阴阳的效果，可以稳定患者情绪，改善出汗、失眠等症状。

百会穴
印堂穴
太阳穴
三阴交穴
涌泉穴
肝俞穴

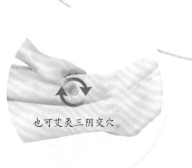

也可艾灸三阴交穴。

按摩三阴交穴
健脾益气、柔肝养血、益肾固本

用拇指指腹按揉两侧三阴交1~3分钟，适当用力。

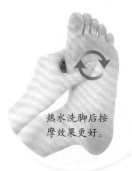

热水洗脚后按摩效果更好。

○按摩涌泉穴
滋阴益肾、平肝息风

用拇指指腹按揉涌泉穴3~5分钟。或用手掌反复搓擦涌泉穴3分钟，以脚心发热为佳。

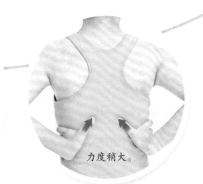

力度稍大。

○按摩肝俞穴
疏肝解郁、养血安神

用双手拇指按压肝俞穴20次，可边按边揉。

前列腺疾病

前列腺炎和前列腺增生是男性前列腺的常见疾病。患者常会感到排尿困难、尿频、排尿时有灼烧感、性功能障碍，同时常伴有腰部酸痛、遗精等症状。中医认为，其发病与下焦的湿、热、寒有密切的关系。此外，前列腺疾病与瘀也有关，久站久坐、抑郁、生气等都可能导致气血瘀滞，进而引发前列腺疾病。

蒲公英党参茶

蒲公英、党参、苦杏仁各适量，将所有材料加水煎煮20分钟即可。此方有除湿清热、利尿消肿之功效。

固本培元补肾，告别男性疾病

对症按摩

按摩八髎穴可使排尿顺畅，从而减轻前列腺炎症状；按摩气海穴能辅助治疗下焦虚寒之证；按摩合谷穴可改善心烦气躁、失眠多梦等并发症；按摩中极穴可扶正培元、益肾兴阳。

气海穴
中极穴

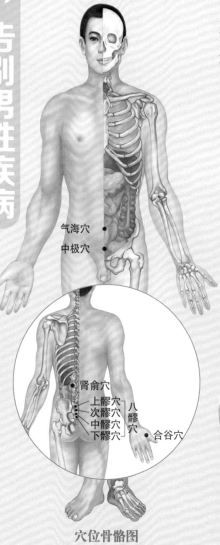

肾俞穴
上髎穴
次髎穴 八髎穴
中髎穴
下髎穴
合谷穴

穴位骨骼图

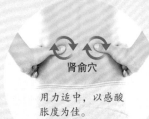

肾俞穴

用力适中，以感酸胀度为佳。

按摩八髎穴、肾俞穴

用手掌横向来回做掌擦法，直至八髎穴局部温热。用双手拇指按揉肾俞穴1~3分钟。

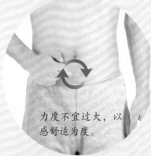

力度不宜过大，以感舒适为度。

按摩气海穴

用中指指腹按揉气海穴1分钟。

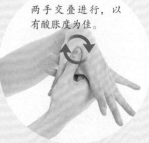

两手交叠进行，以有酸胀度为佳。

按摩合谷穴

用拇指和食指揉捏合谷穴1~3分钟。

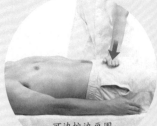

可边按边画圈。

按摩中极穴

用手掌的小鱼际或掌根按压中极穴1~3分钟，力度适中。

八髎穴、肾俞穴

按摩肾俞穴与八髎穴可以改善膀胱排尿之功能，肥胖之人点按时需稍加用力，常用于各类泌尿系统疾病，改善尿频、尿急、尿痛等症状。

合谷穴

合谷穴即虎口，是人体六大养生要穴之一。此穴有解表退热、理气止痛、活血调肠、调理汗液的作用。

气海穴

气海穴为任脉之补虚要穴，前人有"气海一穴暖全身"之称誉，说明气海穴有强壮全身的作用，可补肾虚、益元气，临床上主要用于治疗生殖系统和泌尿系统疾病。

中极穴

中极穴是膀胱的募穴，主管尿液的排泄。不论是固摄异常所导致的遗尿、夜尿增多，还是膀胱、尿道、前列腺炎症引起的下泄疼痛、小便淋漓不净，都可取中极穴按摩缓解。

前列腺疾病需要**配合药物治疗**，不要因为感到尴尬就不及时就医。

居家调养

除按摩和药物治疗以外，还需要注意科学饮食，以提高疗效。蜂蜜中含有花粉的精华，适量食用蜂蜜有助于保护前列腺。糖尿病患者不宜食用。

阳痿

阳痿是指男性阴茎不能勃起进行性交，或阴茎虽能勃起，但不能维持足够的硬度完成性交的疾病。

阳痿如何调理

患者可以通过按摩关元穴、气海穴、肾俞穴、命门穴进行调理。另外还要养成良好的生活习惯，如避免酒精饮品，避免进食油腻食物，多食用桂圆、核桃、板栗、桑葚等补肾益气的食物。另外，牡蛎、虾皮、深海鱼等海产品富含锌和硒，适量食用也有助于男性生殖健康。

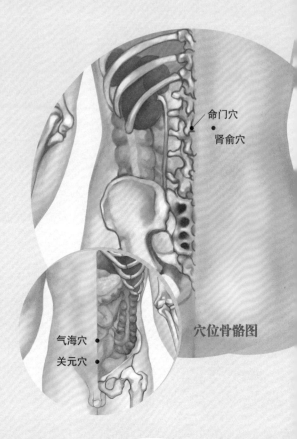

命门穴
肾俞穴
气海穴
关元穴
穴位骨骼图

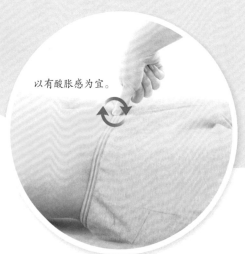

以有酸胀感为宜。

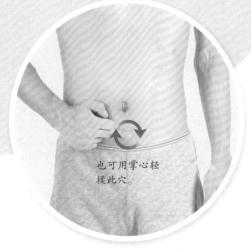

也可用掌心轻揉此穴。

○按摩关元穴
培补元气、导赤通淋

用拇指指腹按揉关元穴2分钟，力度要轻。

○按摩气海穴
疏通经络、补肾助阳

用中指指腹按揉气海穴30次，动作要轻柔。

关元穴，又名下丹田，为一身之气所在。该穴在任脉之上，是男子藏精、女子藏血之处，故为全身保健强壮的要穴，可以调节人体的元气，培肾固本。

气海穴，为气的海洋，元气化生的地方，具有益元气、补肾虚、固精血之功效。

按摩肾俞穴可强壮腰肾，调节内分泌，适用于缓解肾虚腰痛、腰膝酸软、耳鸣目眩、阳痿遗精、肾不纳气和不育等病症。刺激肾俞穴，还能增加肾脏的血流量，改善肾脏的血液循环，从而加速肾对杂质的排泄，保护肾功能。

命门穴，即生命的门，在两肾俞穴之间，为肾间动气处，为元气之根本，具有补肾壮阳之功效，是保健强壮的要穴，经常刺激此穴，可补肾气。

关元穴
气海穴
肾俞穴
命门穴

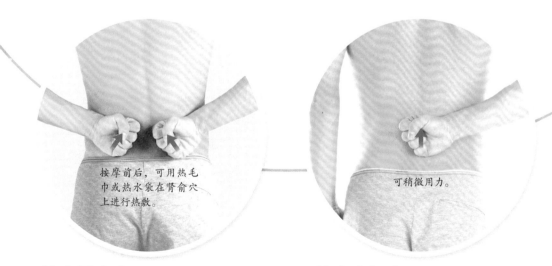

按摩前后，可用热毛巾或热水袋在肾俞穴上进行热敷。

可稍微用力。

○**按摩肾俞穴**
益肾固精、清热利湿

双手握拳，用拳面敲击两侧肾俞穴20次。

○**按摩命门穴**
补益肾气、固涩精关

右手握空拳，用拳面敲击命门穴2分钟左右，每天数次。

遗精

遗精是指男子不因性交而精液自行泄出的现象。频繁过多的遗精，会给身体带来一定的伤害，如引发头晕耳鸣、精神萎靡、失眠多梦等，严重的可能导致性功能障碍、不育。中医认为，遗精与心肾功能的失常有关，调理时应注意调养心肾两脏。

藕节莲须汤

藕节、莲须加水煎煮15分钟，取汁即可食用。此方能够清热泻火，对肾阴虚者有较好的缓解作用。

对症按摩

按摩肾俞穴、涌泉穴可益肾助阳、培补元气；按摩关元穴可清热利湿、导赤通淋；按摩太溪穴可以疏通整条肾经，保持肾经内的气血通畅，对肾虚引起的生殖系统疾病、腰背疼痛和下肢功能障碍有缓解作用。

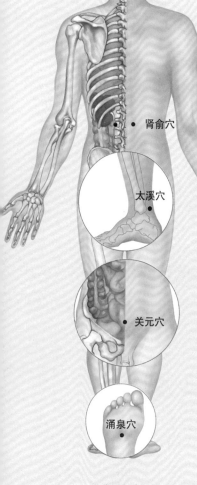

肾俞穴

太溪穴

关元穴

涌泉穴

穴位骨骼图

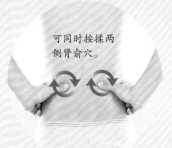

可同时按揉两侧肾俞穴。

按摩肾俞穴
用拇指指腹按揉肾俞穴1~3分钟，用力适中。

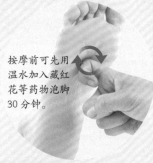

按摩前可先用温水加入藏红花等药物泡脚30分钟。

按摩涌泉穴
用拇指或食指关节点按涌泉穴3~5分钟。

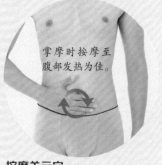

掌摩时按摩至腹部发热为佳。

按摩关元穴
食指、中指、无名指三指并拢点揉关元穴1~3分钟。也可用三指或手掌摩关元穴1~3分钟。

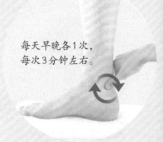

每天早晚各1次，每次3分钟左右。

按摩太溪穴
用拇指先顺时针按揉太溪穴1分钟，再逆时针按揉太溪穴1分钟，以产生酸胀感为宜。

早泄

早泄是常见的男性性功能障碍之一，是指男性的阴茎在勃起后，未进入阴道即射精，或能进入阴道但很快射精，致使夫妻生活不和谐。早泄多是由精神因素而引起，工作和生活压力过大、焦虑、失眠等，均可成为早泄的诱因。

海参粥

泡发海参、大米各适量。先将大米加水煮粥，七成熟时放入海参煮至熟烂即可食用。此方对性欲减退、早泄滑精者有补肾益精之功效。

对症按摩

神阙穴、中极穴、关元穴、三阴交穴都是防治早泄的要穴。神阙穴可以温阳补虚；中极穴有温补肾阳的功效；关元穴有滋补肾阴、平抑虚阳的作用；三阴交穴可增强男子性功能。

神阙穴

中极穴 · 关元穴

· 三阴交穴

穴位骨骼图

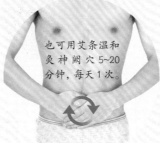

也可用艾条温和灸神阙穴 5~20 分钟，每天 1 次。

按摩神阙穴

用手掌摩神阙穴 1~3 分钟。

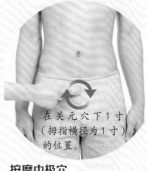

在关元穴下 1 寸（拇指横径为 1 寸）的位置。

按摩中极穴

用拇指或食指指腹按揉中极穴 2~3 分钟。

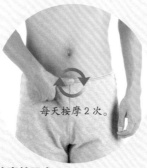

每天按摩 2 次。

按摩关元穴

用拇指指腹按揉关元穴 2 分钟。

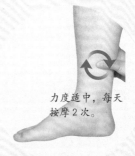

力度适中，每天按摩 2 次。

按摩三阴交穴

用拇指指腹按揉三阴交穴 1~3 分钟，以产生酸胀感为宜。

小儿反复感冒

小儿感冒也称为急性上呼吸道感染，主要症状为发热、咳嗽，或伴有鼻塞、流涕、咽痛等。中医认为，小儿经常感冒的根源在肺和脾，肺气不足、脾胃虚弱，小儿的抵抗力就弱，容易反复感冒。增强脾胃的运化能力，提高小儿抵抗力是预防小儿反复感冒的根本。

补脾益肾强筋骨，保儿童健康

双花饮

金银花、蜂蜜各 20 克，山楂 5 克。将金银花、山楂置砂锅内加水适量，用大火煮沸 3 分钟后，取药液入杯内，再入水煎沸 1 次，将 2 次药液合并，倒入蜂蜜，搅拌均匀即成。随时饮用。

对症按摩

按摩肺俞穴、气海穴可增强小儿抵抗力；按摩脾俞穴可健脾和胃，增强脾胃的运化能力；足三里穴具有防病保健的功能，按摩此穴对预防小儿感冒有重要的作用。

● 气海穴

● 足三里穴

● 肺俞穴

● 脾俞穴

穴位骨骼图

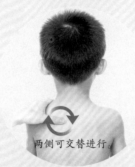

两侧可交替进行。

按摩肺俞穴

用拇指指腹按揉两侧肺俞穴各 2~3 分钟。

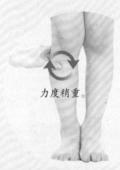

力度稍重。

按摩足三里穴

用拇指指腹按揉两侧足三里穴各 2~3 分钟。

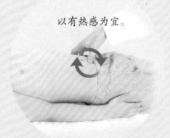

以有热感为宜。

按摩气海穴

用拇指或中指指腹按揉气海穴，手法要轻柔。

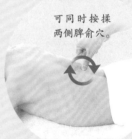

可同时按揉两侧脾俞穴。

按摩脾俞穴

用拇指指腹按揉脾俞穴1~3 分钟。

肺俞穴

肺俞穴具有清热疏风、调理肺气的作用。按摩肺俞穴可以补肺气，对因小儿感冒引起的咳嗽、流鼻涕等能起到很好的调理作用。

脾俞穴

脾俞穴能改善脾的运化功能，有促进消化吸收的作用。按摩脾俞穴可增强孩子的脾胃运化能力，增强孩子的抵抗力，对预防小儿反复感冒有重要的作用。

足三里穴

足三里穴有健脾和胃、泻胃热、调理气血的作用。按摩足三里穴可以调理孩子的脾胃，增强孩子体质，有效预防孩子感冒。

气海穴

气海穴为先天元气汇集之处，具有补气理气的作用。按摩气海穴可以调理孩子的肺气，增强孩子抵抗力。

如果小儿感冒出现反复**发热**的症状，一般先用**物理降温**，如**洗温水澡**或**温水擦浴**，若高热不退应适量**服用退烧药并及时就医**。

饮食建议

当孩子患风寒感冒时，首先要注意孩子的饮食调养，饮食不宜过饱，多吃青菜、蛋类和豆制品类食物，不宜喝冷饮，少吃油腻甜食。

小儿厌食

小儿厌食多是饮食不节、喂养不当导致脾胃功能不和，从而使脾胃运化功能受阻所致。小儿厌食常出现腹胀、呕吐、消化功能不良等症状。

金橘饮

取新鲜金橘（500~700 克）洗净，把金橘压扁，去核。加入白糖 500 克腌渍 1 昼夜，待金橘浸透糖后，稍加温水，再以小火煨熬至汁液耗干，停火晾凉，再拌入白糖，放入盘中风干数日，装瓶。随时泡茶或熬汤饮用。

对症按摩

按摩天枢穴、足三里穴、腹部、中脘穴和下脘穴能健脾和胃、消积化滞，调节营养物质的吸收与代谢。

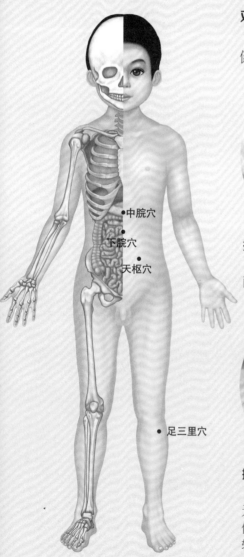

・中脘穴
・下脘穴
・天枢穴
・足三里穴

穴位骨骼图

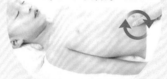

经常按揉此穴可增强肠胃动力，帮助肠道蠕动。

按摩天枢穴

用拇指或中指指腹按揉两侧天枢穴各 1~3 分钟。

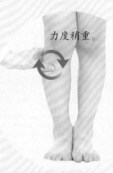

力度稍重。

按摩足三里穴

用拇指指腹按揉两侧足三里穴各 2~3 分钟。

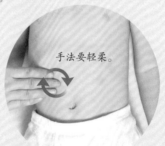

手法要轻柔。

按摩腹部

以手掌面或食指、中指、无名指三指附着于腹部皮肤做顺时针环旋摩擦，手法要轻柔、有节律，80~100 次/分钟，摩腹 5~10 分钟，以腹部微微发热为佳。

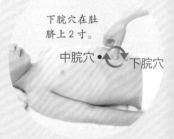

下脘穴在肚脐上 2 寸。

中脘穴・ ・下脘穴

按摩中脘穴和下脘穴

用拇指指腹分别按揉中脘穴和下脘穴各 2~3 分钟，以出现温热感为宜。

中脘穴

中脘穴能反映胃的运化功能和疾病状况。经常按揉中脘穴，能调节和促进人体的胃肠功能，有益于营养物质的吸收与代谢。

下脘穴

下脘穴有健脾和胃、消积化滞的作用，可辅助治疗腹痛、腹胀、泄泻、呕吐、食谷不化等症，对小儿厌食有辅助治疗作用。

摩腹

摩腹可以调节脏腑功能，增强胃肠蠕动，促进胃排空，提高儿童食欲，对于小儿厌食、便秘、腹泻等多种消化系统疾病，疗效较佳。

天枢穴

天枢穴是临床上治疗消化系统疾病的重要穴位。小儿若出现消化不良、恶心、胃胀、腹泻、便秘等，都可以通过按摩天枢穴来缓解。

足三里穴

足三里穴可健脾胃、补中益气。经常刺激足三里穴，可促进胃肠蠕动，从而增进食欲，帮助消化。

对于儿童，尤其是婴幼儿，饮食起居要**按时**、**有度**，养成良好的**饮食和作息习惯**。

居家调养

取莱菔子、鸡内金各等份，研末。取适量的药物，敷在肚脐上，用伤湿止痛膏固定。每次敷3~5小时，每日1次，可消食化积。

小儿疳积

小儿疳积是由于喂养不当，或受其他疾病的影响，致使脾胃功能受损，气液耗伤而逐渐形成的一种慢性疾病，其以形体消瘦、饮食异常、面黄发枯、精神萎靡或烦躁不安为特征。如果疳积的时间过长，还会进一步使孩子气血两亏，身体变得越来越虚弱。

莱菔子神曲粥

取莱菔子、神曲各 15 克，大米 50 克。将莱菔子和神曲用小纱布袋包好，放在锅中，与大米一起煮粥。粥熟后，取出纱布袋，喝粥即可。

对症按摩

小儿疳积多由于乳食不节，进而伤及脾胃，致使脾胃的运化功能失调。按摩中脘穴、足三里穴、天枢穴、上巨虚穴可有效调理脾胃，消积化滞，促进营养物质的吸收与代谢。

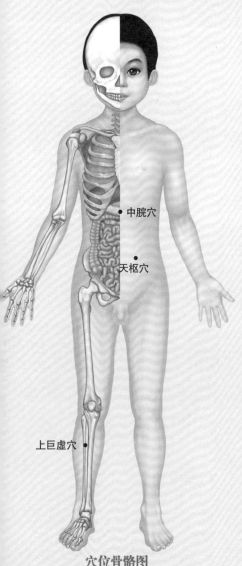

穴位骨骼图

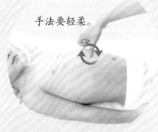

手法要轻柔。

按摩中脘穴

用拇指指腹或食指指腹按揉中脘穴 2~3 分钟，以出现温热感为宜。

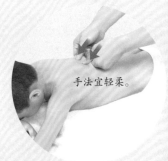

手法宜轻柔。

捏脊

双手半握空拳，拇指头抵住尾椎部皮肤，食指、中指与拇指垂直于皮肤，三指同时提捏，并稍稍拿起，边捻边推，操作重复 3~5 遍。

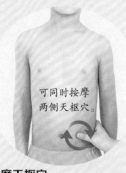

可同时按摩两侧天枢穴。

按摩天枢穴

用拇指或中指指腹按揉两侧天枢穴各 1~3 分钟，力度适中。

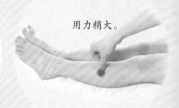

用力稍大。

按摩上巨虚穴

用拇指指腹点按两侧上巨虚穴各 2~3 分钟。

小儿遗尿

正常婴幼儿1岁半以后能够逐步自我控制小便，3岁以内不能自己控制夜间小便仍属正常的生理现象。3岁以上，尤其是5岁以上的小儿夜间仍不能自主小便，那就是病态了。若遗尿长期不愈，会使小儿在精神上、心理上产生自卑感，影响孩子的身心健康。

韭菜子饼

韭菜子9克研末，和面粉混合，一起做面饼，蒸熟后早晚食用，连食3~5日，以后视病情而定。此方用于本病之轻证。

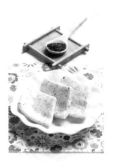

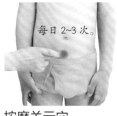

每日2~3次。

按摩关元穴
用中指点揉关元穴1~3分钟。

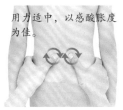

用力适中，以感酸胀度为佳。

按摩肾俞穴
用双手拇指按揉肾俞穴1~3分钟。

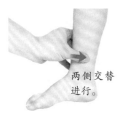

两侧交替进行。

按摩三阴交穴
用拇指指腹按压三阴交穴，每次1~3分钟，每日2次。

按摩肾俞穴可以起到补益肝肾的作用，改善因肾气不足导致小便不利、尿频、尿急、小便增多、夜尿多等问题。

三阴交穴有健脾理血、益肾平肝的作用，对泌尿系统和生殖系统疾病有很好的缓解作用。

关元穴是"元阴、元阳交关之所"，有培补元气、温肾壮阳的作用。能够辅助治疗泌尿系统疾病，如尿频、尿急等。

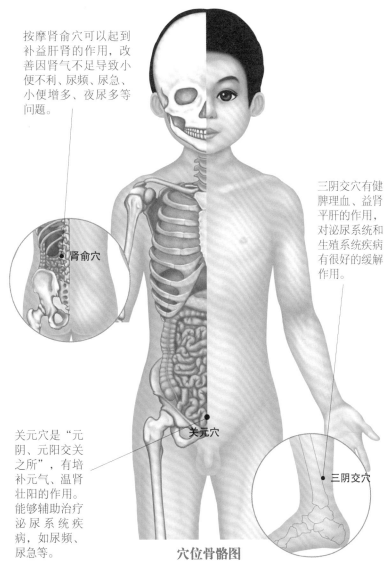

肾俞穴

关元穴

三阴交穴

穴位骨骼图

疏肝健脾又调神，改善亚健康状况

焦虑

　　焦虑指患者在缺乏相应客观因素的情况下，出现坐立不安、搓手顿足，精神也十分紧张的状态。其常伴有心悸、出汗、胸闷、四肢发冷和震颤等自主神经功能失调的表现，严重时可有惊恐发作，多见于焦虑症、抑郁症。

百合银耳莲子汤

百合、莲子、银耳各适量。银耳泡发后与其余材料同煮即可。此方可缓解焦虑、安神助眠。

对症按摩

　　按摩照海穴可以养阴安神，缓解焦虑，用于调治情志病；按摩阳陵泉穴可缓解由于肝阳上亢或肝气郁积所致的情绪抑郁等症状；按摩膻中穴有调气补气的功效，可缓解焦虑症状；按摩劳宫穴可清心泻火，令人心情舒畅。

穴位骨骼图

膻中穴

照海穴

劳宫穴

阳陵泉穴

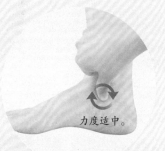

力度适中。

按摩照海穴

　　用拇指指腹按揉照海穴3分钟，以产生酸胀感为宜。

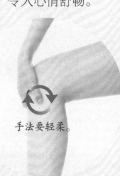

手法要轻柔。

按摩阳陵泉穴

　　用拇指指腹按揉阳陵泉穴1~3分钟。

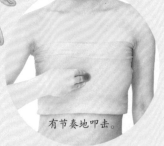

有节奏地叩击。

按摩膻中穴

　　不论男女老少，若能经常性地轻轻叩击膻中穴，可起到补肺益气、养生保健的功效。

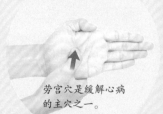

劳宫穴是缓解心病的主穴之一。

按摩劳宫穴

　　以一手拇指反复按压另一手劳宫穴，19:00~21:00按摩效果较好，力度适中。

失眠

超过3个月出现慢性、长期的睡眠障碍，表现为难以入眠、睡后易醒、睡眠不实，伴有疲劳、记忆力下降等症状，叫作失眠。中医认为，心主神志。睡眠的问题主要归心，人一旦气血不足，心失所养，就会失眠。另外，长期情绪低落，导致身体肝郁气滞，气机不畅，也会化火扰心。

安神助眠小妙招

睡前饮一杯牛奶，能够起到安神助眠的功效。同时，还要注意调养精神，消除顾虑紧张情绪。另外，睡前用热水泡脚，可以安神助眠。

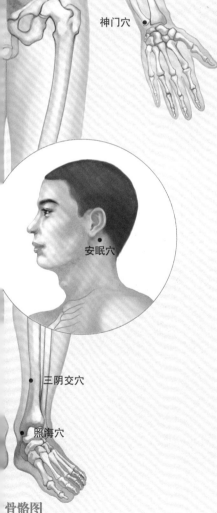

神门穴

安眠穴

三阴交穴

照海穴

骨骼图

对症按摩

失眠伴有易惊醒、胆怯心悸、遇事善惊、气短倦怠，可按摩安眠穴、神门穴、三阴交穴、照海穴进行调理，能够起到安眠的作用。

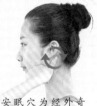

安眠穴为经外奇穴，是缓解失眠的有效穴位。

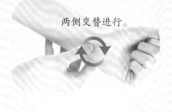

两侧交替进行。

按摩安眠穴

安眠穴多用点法、压法、揉法，用拇指指腹按揉安眠穴3~5分钟，以产生酸胀感为宜。

按摩神门穴

每天睡前用拇指指腹按揉神门穴5~10次。按揉时要稍用力，以感到酸痛为宜。

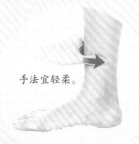

手法宜轻柔。

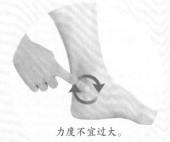

力度不宜过大。

按摩三阴交穴

用拇指按压三阴交穴1~3分钟。

按摩照海穴

用拇指或食指指腹按揉照海穴3分钟左右，以出现酸胀感为宜。

头痛

头痛分为前后头痛、偏侧头痛以及满头疼痛等，疼痛的部位不一样，相应的治疗方法也不一样。除此以外，大家还应该学会辨别疼痛的性质，比如有的人是胀痛，可能是由气滞引起的；有的人属于刺痛，可能是血瘀引起的；还有的人属于空痛、虚痛，可能是由气血虚亏引起的。

头痛如何调理

头痛时要注意分辨部位，如前头痛可以按摩阳明经，偏头痛可以按摩少阳经，后头痛可以按摩太阳经。但是无论哪种头痛，都可以通过按摩百会穴、风池穴、列缺穴、太阳穴来缓解。

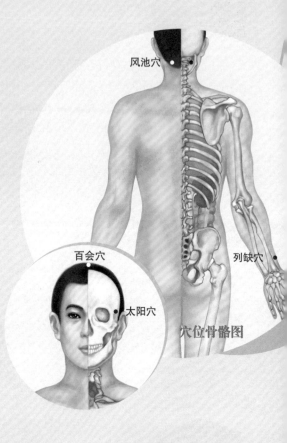

穴位骨骼图

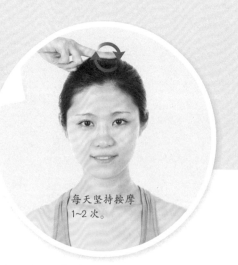

每天坚持按摩
1~2次。

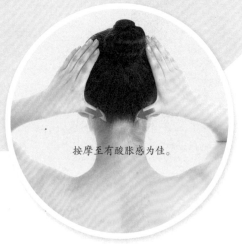

按摩至有酸胀感为佳。

○ 按摩百会穴
清利头目、安神定志

食指和中指并拢，放于百会穴上，按揉2~3分钟，可以安神定志，缓解头痛。

○ 按摩风池穴
有效抑制头痛

用两手拇指指腹按压风池穴1~3分钟。

百会穴居人体头顶正中，善于清利头目、安神定志，可以缓解多种头目病、神志病，如头痛、眩晕、焦虑、失眠、健忘、高血压等。

风池穴是足少阳胆经上的重要穴位之一，也是调理风病的要穴，对外感风寒、内风所致的脑卒中偏瘫，以及风邪所致的头痛，皆有较好的缓解作用。

百会穴
风池穴
列缺穴
太阳穴

列缺穴既能疏风解表、宣肺理气，缓解病邪外感之病，还可调节内外、沟通表里。古有"头项寻列缺"的歌诀流传，即缓解头部、项背部病症，可取列缺穴。

太阳穴位于眼外角旁，有清热止痛、明目安神、止晕定惊的作用，可用于缓解头面部的多种疾病，如头痛、头晕、目痛、目涩、近视、高血压、失眠等。

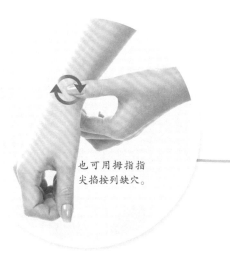

也可用拇指指尖掐按列缺穴。

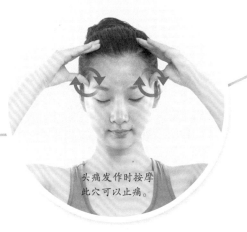

头痛发作时按摩此穴可以止痛。

○按摩列缺穴
止咳平喘、宣肺祛风

用拇指指腹按揉列缺穴，每次约3分钟。

○按摩太阳穴
清热止痛、止晕定惊

用两手拇指指腹同时按揉太阳穴3~5分钟，坚持按摩，可止痛醒脑，缓解头痛。

眩晕

眩晕是一种运动幻觉，包括旋转、翻滚、倾倒、摇摆、浮沉等感觉。中医认为，眩是指眼昏发黑或星光闪烁、晃动缥缈；晕是指头晕旋转、失衡欲倒，二者合称眩晕。眩晕的病因有肝阳上亢、气血亏虚、肾精不足等。

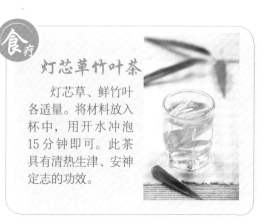

灯芯草竹叶茶

灯芯草、鲜竹叶各适量。将材料放入杯中，用开水冲泡15分钟即可。此茶具有清热生津、安神定志的功效。

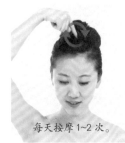

每天按摩1~2次。

按摩百会穴

用食指指腹或食指、中指二指并拢，按揉百会穴2~3分钟。

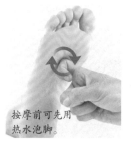

按摩前可先用热水泡脚。

按摩涌泉穴

用拇指或指关节点揉涌泉穴3~5分钟。

百会穴居人体最高点，与天相隔最近，具有提升阳气、息风安神的作用。按摩百会穴能够增加脑部血液流量，改善大脑血液循环，从而改善眩晕。

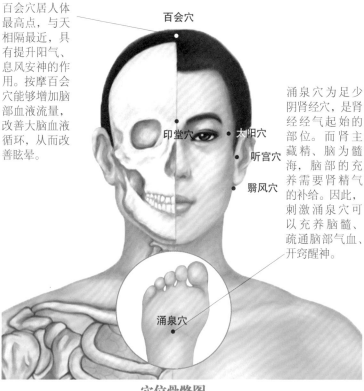

百会穴

印堂穴　太阳穴

听宫穴

翳风穴

涌泉穴

穴位骨骼图

涌泉穴为足少阴肾经穴，是肾经经气起始的部位。而肾主藏精、脑为髓海，脑部的充养需要肾精气的补给。因此，刺激涌泉穴可以充养脑髓、疏通脑部气血、开窍醒神。

随证加减

增按翳风穴、听宫穴可聪耳明目、开窍醒脑；增按太阳穴、印堂穴可缓解眼睛疲劳。

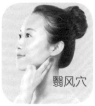

翳风穴

用中指、食指指腹点按翳风穴。

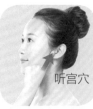

听宫穴

用食指指腹按压听宫穴3秒钟放开，反复进行。

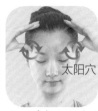

太阳穴

用双手拇指指腹同时按揉两侧太阳穴3~5分钟。

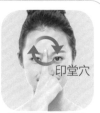

印堂穴

用食指指腹按揉印堂穴2~3分钟。

心绪不宁

现代生活节奏加快，生活压力增大，许多人经常感觉心力不足，感到非常疲劳，晚上睡不着觉，出现胸闷、心慌、疲惫、健忘等情况。这些都属于劳心过度所致，如果不能好好调养，很有可能会演变为心律不齐、心肌缺血等心脏疾病或者神经衰弱等神经系统疾病。

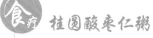

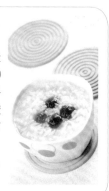

桂圆酸枣仁粥

酸枣仁 30 克，桂圆肉 15 克，大米 100 克，红糖适量。将酸枣仁、桂圆肉洗净后，酸枣仁捣碎，用双层纱布包好，与淘净的大米、桂圆肉一同熬煮成粥，最后调入红糖即可。

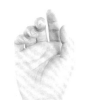

力度以有酸胀感为宜。

按摩内关穴

内关穴多用点法、按法，用拇指指尖按压内关穴 3~5 分钟，每日 2~3 次。也可以用拇指点按 10 秒钟然后松开，如此重复操作，持续 3 分钟左右。

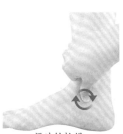

顺时针按揉。

按摩照海穴

用拇指指腹按揉照海穴 3 分钟左右，以产生酸胀感为宜。

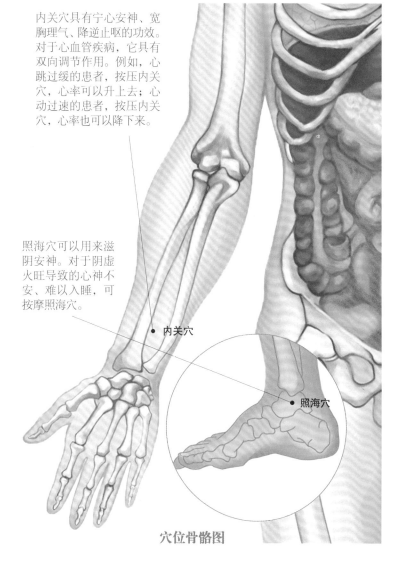

内关穴具有宁心安神、宽胸理气、降逆止呕的功效。对于心血管疾病，它具有双向调节作用。例如，心跳过缓的患者，按压内关穴，心率可以升上去；心动过速的患者，按压内关穴，心率也可以降下来。

照海穴可以用来滋阴安神。对于阴虚火旺导致的心神不安、难以入睡，可按摩照海穴。

• 内关穴

• 照海穴

穴位骨骼图

口臭

口臭指口中出气臭秽的表现。中医认为，口臭的发生除与口腔卫生有关外，脏腑积热是口臭多发的重要原因。在有口臭的同时，常会伴有口渴、口干、牙龈红肿、便秘等症状。

口臭如何调理

缓解口臭，可以通过按摩相应的穴位或服用具有清热泻火功效的药物进行治疗。

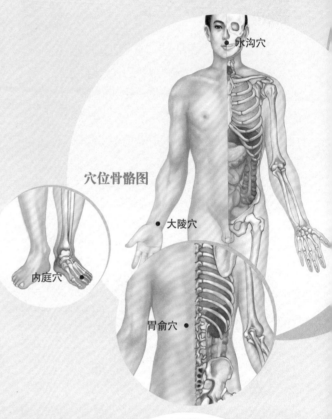

水沟穴

穴位骨骼图

大陵穴

内庭穴

胃俞穴

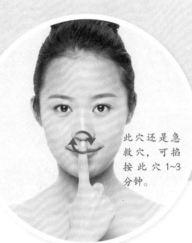

此穴还是急救穴，可掐按此穴1~3分钟。

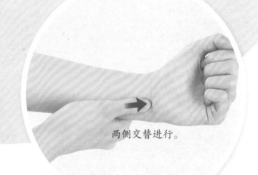

两侧交替进行。

○按摩水沟穴
开窍清热、缓解口臭

拇指或食指弯曲，用指尖按揉水沟穴，有刺痛感，两只手先左后右，每次各揉按1~3分钟。

○按摩大陵穴
轻松除口臭

用拇指指尖垂直按压大陵穴1~3分钟，或用拇指指腹轻柔地按压大陵穴1~3分钟。

水沟穴不仅为急救常用穴，更有良好的泻热效果，可用于缓解头面部的热证，如痤疮、口臭等，口臭多为心脾有热、火热上炎所致，用水沟穴可以清其热。

大陵穴能清泻心火，还可以泻脾胃里的热，能有效缓解心脾之火上攻所致的口臭。

水沟穴
大陵穴
内庭穴
胃俞穴

内庭穴为足阳明胃经的荥穴，主要作用是清泻胃中之火，辅助治疗口腔溃疡、口臭、牙痛、酒糟鼻等症。

胃俞穴可以看作胃的排毒通道。刺激胃俞穴可增强胃的功能，尤其对调理胃肠慢性疾病效果较好，而胃部健康有助于改善口臭。

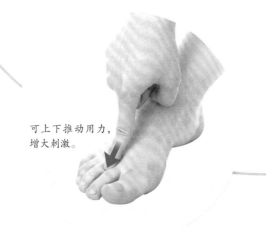

可上下推动用力，增大刺激。

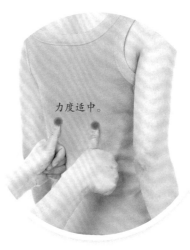

力度适中。

○按摩内庭穴
抑制食欲、泻胃火

用食指或拇指指尖按压内庭穴1~3分钟，以感觉酸痛为宜。

○按摩胃俞穴
缓解消化不良

用双手拇按揉胃俞穴1~3分钟，或用拇指点按胃俞穴20~30次。

牙痛

牙痛大多是由牙龈炎和牙周炎、龋齿或折裂牙而导致牙髓感染所引起的。此外，不正确的刷牙习惯、缺乏维生素等也会导致牙痛。俗话说"牙痛不是病，痛起来要人命"，牙痛难以忍受，而中医按摩疗法可以缓解牙痛。

金银花茶

金银花、菊花、生甘草各适量。金银花、菊花和生甘草放入杯中，用开水冲泡5分钟即可。金银花茶能够清热降火。

对症按摩

下关穴可清胃泻火、消肿止痛；颊车穴可疏风清热；合谷穴可疏通经络、活血止痛；内庭穴属于足阳明胃经，它不仅能清泻肠胃湿热，还能缓解牙痛、口臭、大便燥结等症。

- 下关穴
- 颊车穴

- 内庭穴

- 合谷穴

穴位骨骼图

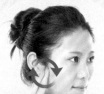

耳屏向前1横指可触及一高骨，即为颧弓，在此高骨的下方有一凹陷即为下关穴。

按摩下关穴

用食指和中指指腹叠加按揉下关穴1~3分钟。

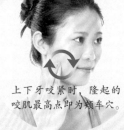

上下牙咬紧时，隆起的咬肌最高点即为颊车穴。

按摩颊车穴

将食指叠加在中指上，按揉颊车穴1~3分钟。

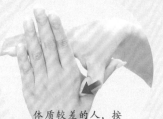

体质较差的人，按摩时力度不宜过大。

按摩合谷穴

用拇指指腹按压合谷穴1~3分钟，或用拇指端掐按合谷穴3分钟。

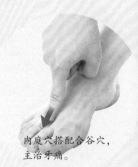

内庭穴搭配合谷穴，主治牙痛。

按摩内庭穴

用拇指指腹按压内庭穴1~3分钟，可适当用力上下推动，增加刺激。

咽喉肿痛

咽喉肿痛通常是由扁桃体发炎引起的。大多数患者为了减轻咽喉肿痛，会服用一些润喉糖或选择药物治疗。其实，用按摩疗法也能缓解咽喉肿痛带来的不适。

蒲公英茶

将蒲公英洗净，放入杯中，加开水冲泡 10 分钟即可饮用。此茶有助于咽喉清热消肿。

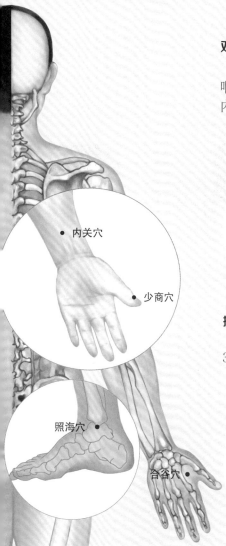

穴位骨骼图

对症按摩

按摩照海穴可清热利咽，缓解急性扁桃体炎、慢性咽喉炎等症；按摩合谷穴可清热和营、泻火利咽；按摩内关穴可理气止痛；按摩少商穴可疏经通络、泻火利咽。

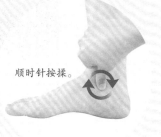

顺时针按揉。

按摩照海穴

用拇指指腹按揉照海穴 3 分钟，以有酸胀感为宜。

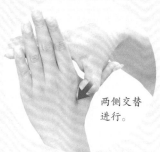

两侧交替进行。

按摩合谷穴

用拇指指端掐按合谷穴 3 分钟左右。

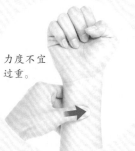

力度不宜过重。

按摩内关穴

用拇指指尖按压内关穴 3~5 分钟。

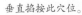

垂直掐按此穴位。

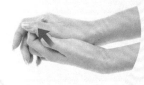

按摩少商穴

用拇指指端垂直掐按左右两侧少商穴 10 次。

扫一扫 看按摩手法视频

耳鸣

有些人常感到耳朵里有一些特殊的声音，如"嗡嗡"声等，但周围却找不到相应的声源，这种情况通常就是耳鸣。耳鸣会使人心烦意乱、坐卧不安，严重者可影响正常的生活和工作。

桑菊粥

桑叶、菊花、大米各适量。将所有材料放入水中一起熬煮成粥即可。桑菊粥能够缓解耳胀、耳鸣等症状。

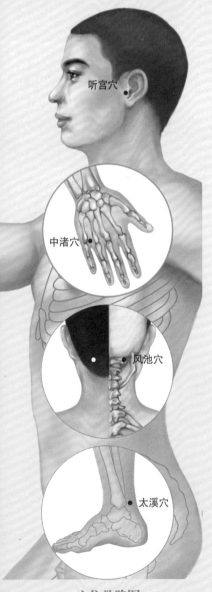

听宫穴

中渚穴

风池穴

太溪穴

穴位骨骼图

对症按摩

按摩风池穴可疏通气血、通利耳窍；按摩听宫穴可疏风散寒、聪耳益听；按摩中渚穴可以聪耳开窍，是缓解耳鸣、耳聋的经验效穴；按摩太溪穴可滋阴益肾、聪耳利耳。

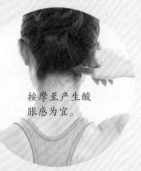
按摩至产生酸胀感为宜。

按摩风池穴

用拇指指腹按压风池穴1~3分钟。

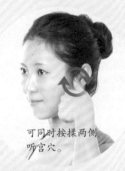
可同时按揉两侧听宫穴。

按摩听宫穴

用拇指或食指指腹按揉听宫穴2~3分钟。

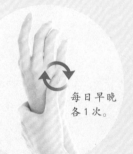
每日早晚各1次。

按摩中渚穴

用拇指指腹按揉双手的中渚穴各2~3分钟。

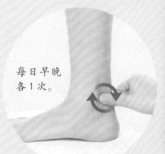
每日早晚各1次。

按摩太溪穴

用拇指指腹按揉太溪穴3分钟左右。

听宫穴

听宫穴是手太阳小肠经末端的穴位，又是手少阳、足少阳和手太阳三脉之会穴。中医认为其有开耳窍、止痛、益聪的作用，是缓解耳部疾患的重要穴位。

中渚穴

中渚穴长于清热散滞，通利三焦，临床上善于治疗各类耳疾，如耳鸣、耳聋，同时对落枕、眩晕、咽喉肿痛等病也有疗效。

风池穴

风池穴是胆经、三焦经与阳维脉之会穴，有疏风解热、清头开窍之功效，能帮助治疗寒热病、目痛、目昏耳塞等病。

太溪穴

太溪穴具有补肾益脑、畅通气机的功效。由于精血不能上充于耳而引起的耳鸣，可以刺激本穴来进行调理。平时也可以自己按摩太溪穴。

听宫穴、听会穴
相距较近，实际操作时可**同时按摩**。

居家调养

将双手搓热，捂紧双耳，猛然松起，叫作"开天窗"；双手手指叩击后脑勺，叫作"鸣天鼓"。"开天窗"与"鸣天鼓"共做 10 次，每日坚持，对耳朵有非常好的保健作用。

恶心、呕吐

引起恶心、呕吐的原因很多，轻者可能是精神压力过大、过量饮食，重者可能是脑部病变、眼底病变、胃肠疾病、食物中毒等。按摩内关穴、天枢穴等穴可缓解恶心、呕吐的症状。

食疗

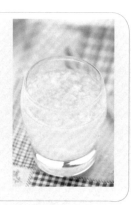

白萝卜茶

适量白萝卜切碎煮水，代茶频饮即可。白萝卜茶具有行气消食的作用。

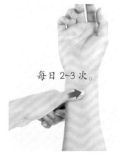

每日 2~3 次。

按摩内关穴

内关穴多用点法、按法，用拇指指尖按压内关穴 3~5 分钟。

内关穴是心包经上的穴位，这条经脉跟心脏联系在一起，很多心脏上的病就是心包方面的病。它的作用主要就是宽胸理气，缓解胸痛胸闷。

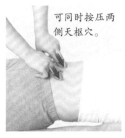

可同时按压两侧天枢穴。

按摩天枢穴

用拇指或食指、中指二指按压天枢穴 3~5 分钟，可适当用力。

天枢穴是足阳明胃经在脐旁的穴位，是辅助治疗消化系统疾病，尤其是大肠疾病的重要穴位，可调和脾胃功能，缓解恶心、呕吐等症状。

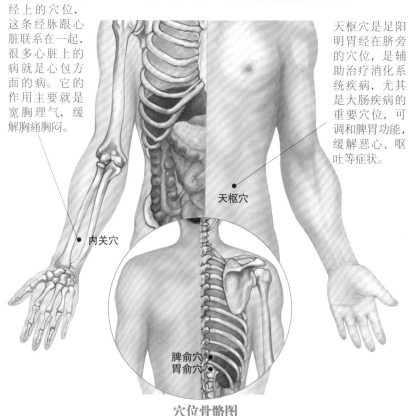

内关穴

天枢穴

脾俞穴
胃俞穴

穴位骨骼图

随证加减

增按脾俞穴、胃俞穴，可调节脾胃的消化功能。

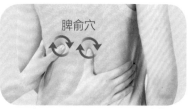

脾俞穴

用双手拇指指腹同时按揉两侧脾俞穴 1~3 分钟。

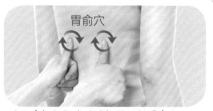

胃俞穴

用双手拇指指腹同时按揉两侧胃俞穴 1~3 分钟。

肠鸣、腹胀

肠鸣、腹胀往往是肠道功能紊乱、气血瘀滞导致的脏腑功能失调所致。按摩中脘穴可以增强胃液分泌，改善消化功能；按摩足三里穴可调节体内各脏腑气血，从而改善各种肠道症状。

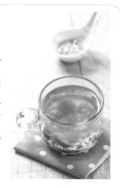

薏苡仁山楂茶

薏苡仁、干山楂片各适量。以上食材共同煎煮20分钟即可。此饮可以促消化、健脾胃。

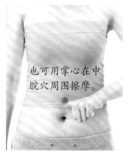

也可用掌心在中脘穴周围擦摩。

按摩中脘穴

用拇指或中指点按中脘穴1分钟。

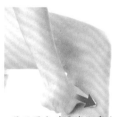

足三里穴对于消化系统疾病疗效较好。

按摩足三里穴

用拇指指腹按压足三里穴20次，力度适中。

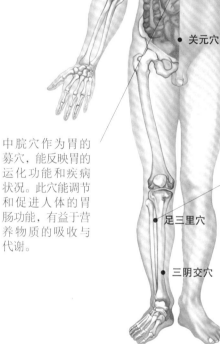

● 中脘穴

● 关元穴

中脘穴作为胃的募穴，能反映胃的运化功能和疾病状况。此穴能调节和促进人体的胃肠功能，有益于营养物质的吸收与代谢。

● 足三里穴

足三里穴能补能泻，可寒可热，不仅能够疏经通络、消积化滞、祛风除湿、瘦身减肥，而且还可以健脾和胃、益气生血、防病保健、强壮身体。

● 三阴交穴

穴位骨骼图

随证加减

可增按关元穴、三阴交穴来增强效果。

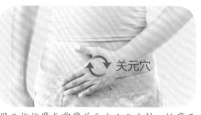

关元穴

用三指指摩或掌摩关元穴1~3分钟，按摩至腹部发热。

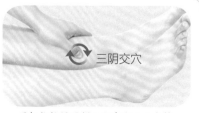

三阴交穴

用拇指按揉两侧三阴交穴1~3分钟。

食欲不振

食欲不振是指因忧郁、焦虑、恐惧、悲伤等精神因素，或者某些神经系统疾病，或者一些消化系统本身的疾病，如胃炎等，而导致人对进食失去兴趣。

茯苓薏苡仁姜茶

茯苓、薏苡仁、生姜各适量。将薏苡仁浸泡4小时后，与茯苓、生姜片一起加水煎煮30分钟，取汁即可。

对症按摩

中医认为，胃主受纳，脾主运化，食欲减退主要是脾胃病变的反应，或者是其他脏腑病变影响到脾胃的功能。按摩腹部、胃俞穴、三阴交穴、梁门穴，能够很好地调节脾胃的功能，进而提升食欲。

梁门穴 •

• 胃俞穴

三阴交穴 •

穴位骨骼图

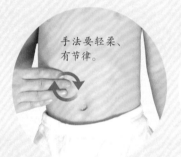

手法要轻柔、有节律。

按摩腹部

以手掌面或食指、中指、无名指三指附着于腹部皮肤做顺时针环旋摩擦，80~100次/分钟，持续按摩5~10分钟，以腹部微微发热为佳。

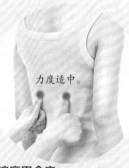

力度适中。

按摩胃俞穴

用双手拇指点按背部的胃俞穴20~30次。

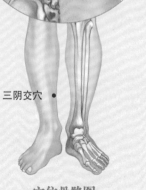

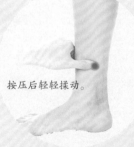

按压后轻轻揉动。

按摩三阴交穴

用拇指指尖点按三阴交穴，重复20次。

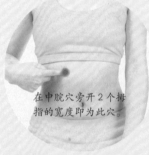

在中脘穴旁开2个拇指的宽度即为此穴。

按摩梁门穴

用拇指或食指点按梁门穴1~3分钟。

摩腹

摩腹可以调节脏腑功能，增强胃肠蠕动，促进胃排空，提高食欲，可以调理厌食、便秘、腹泻等多种消化系统疾病。

梁门穴

梁门穴有约束胃经经水并使其维持一定数量的作用。凡是人体消化吸收功能紊乱、脾胃系统的疾病，都可以取梁门穴来调理。

胃俞穴

胃俞穴具有疏通经络、调节胃腑的功能。胃俞穴与胃存在密切的神经联系。刺激胃俞穴可增强胃肠蠕动，促进胃酸分泌，故对食欲不振有很好的调节作用。

三阴交穴

三阴交穴是足厥阴肝经、足太阴脾经、足少阴肾经三条经脉都经过的地方，能调节三条经络，使人体气机舒畅，脾胃运化有力。

夏季天气炎热，人们经常吃**冰冷**的食物，使得脾胃的**寒气加重**，更易出现**食欲不振**的情况。

居家调养

适当的体育锻炼能增强人体的胃肠功能，使胃肠蠕动加强，消化液分泌增加，促进食物的消化和营养成分的吸收，并能改善胃肠道本身的血液循环，促进新陈代谢，进而增强食欲。

贫血

贫血是指人体外周血中红细胞减少，当其低于正常范围的下限时则不能对组织器官充分供氧，从而引起一系列症状，甚至导致进一步的器官病变。

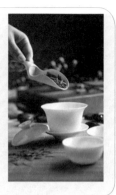

保养小贴士

贫血患者尽量不要喝浓茶。茶叶中含有大量鞣酸，鞣酸与铁质结合形成一种不溶性物质，阻碍人体对铁的吸收。因此嗜茶者要限制饮茶量，即使饮茶也要饮淡茶。

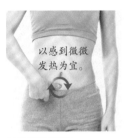

以感到微微发热为宜

按摩气海穴

用拇指或中指指腹按揉气海穴3分钟左右。

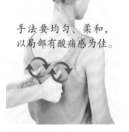

手法要均匀、柔和，以局部有酸痛感为佳。

按摩膈俞穴

用拇指指腹按揉双侧膈俞穴 2~3 分钟。

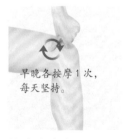

早晚各按摩1次，每天坚持。

按摩血海穴

用拇指指腹按揉血海穴 3~5 分钟，力度不宜太大，感到穴位处有酸胀感即可。

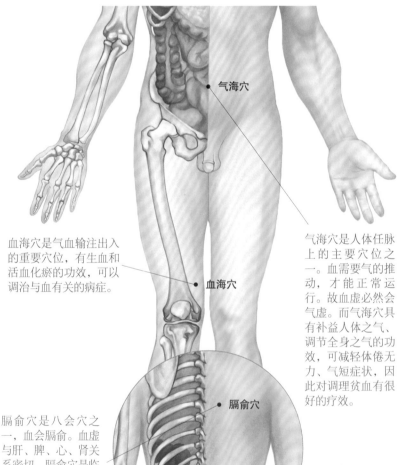

气海穴

气海穴是人体任脉上的主要穴位之一。血需要气的推动，才能正常运行。故血虚必然会气虚。而气海穴具有补益人体之气、调节全身之气的功效，可减轻体倦无力、气短症状，因此对调理贫血有很好的疗效。

血海穴是气血输注出入的重要穴位，有生血和活血化瘀的功效，可以调治与血有关的病症。

血海穴

膈俞穴

膈俞穴是八会穴之一，血会膈俞。血虚与肝、脾、心、肾关系密切。膈俞穴是临床上治疗贫血的总穴，具有和血理血的功效。

穴位骨骼图

肥胖

肥胖的原因主要是摄入的热量超过消耗的热量，导致多余的热量以脂肪形式囤积在体内。中医认为，脾失健运而生痰湿是肥胖的病理基础。

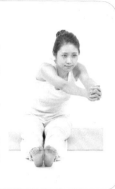

保养小贴士

日常生活中可以多做相关的运动辅助减腹部赘肉，如转呼啦圈、仰卧起坐、腹部瑜伽等。此外，腹式呼吸法对于消耗腹部油脂也有一定的帮助。

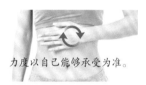

力度以自己能够承受为准。

按摩中脘穴

用拇指或中指点按1分钟，也可用掌心按揉中脘穴3~5分钟。

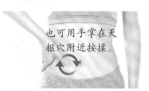

也可用手掌在天枢穴附近按揉。

按摩天枢穴

用拇指或中指指腹按揉天枢穴1~3分钟。

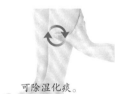

可除湿化痰。

按摩丰隆穴

用拇指按揉丰隆穴1~3分钟，以酸胀感为佳。

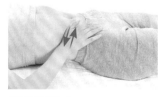

按摩带脉穴

双手掌沿腰部两侧往复推带脉，持续5~10分钟，以腰部发热为佳。

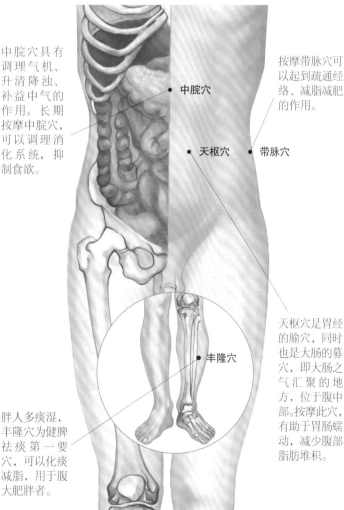

中脘穴具有调理气机、升清降浊、补益中气的作用。长期按摩中脘穴，可以调理消化系统，抑制食欲。

按摩带脉穴可以起到疏通经络、减脂减肥的作用。

中脘穴

天枢穴

带脉穴

丰隆穴

天枢穴是胃经的腧穴，同时也是大肠的募穴，即大肠之气汇聚的地方，位于腹中部。按摩此穴，有助于胃肠蠕动，减少腹部脂肪堆积。

胖人多痰湿，丰隆穴为健脾祛痰第一要穴，可以化痰减脂，用于腹大肥胖者。

穴位骨骼图

神经衰弱

　　神经衰弱是一种常见的神经系统病症，患者常感入睡困难、易惊醒、多梦，脑力和体力不足，容易疲劳，常伴有头痛等躯体不适感，情绪容易激动。

饮食注意

将菊花与炒决明子泡茶饮用，对于神经衰弱有缓解作用，还可以缓解眩晕和头痛。

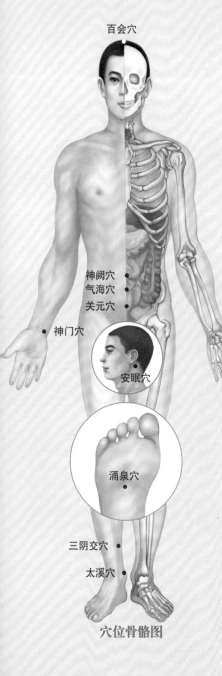

百会穴

神阙穴
气海穴
关元穴

神门穴

安眠穴

涌泉穴

三阴交穴

太溪穴

穴位骨骼图

对症按摩

　　按摩百会穴、安眠穴、神门穴、神阙穴、气海穴、关元穴，可使神经中枢的兴奋和抑制过程恢复平衡，头晕、失眠、多梦等不适得到改善；按摩三阴交穴、太溪穴、涌泉穴，可镇静、安眠。

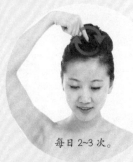

每日 2~3 次。

按摩百会穴

　　用拇指或食指指腹按揉百会穴，顺时针、逆时针各50圈。

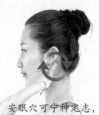

安眠穴可宁神定志，舒缓情绪。

按摩安眠穴

　　安眠穴多用点法、压法、揉法。用拇指指腹按揉安眠穴 3~5 分钟。

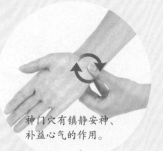

神门穴有镇静安神、补益心气的作用。

按摩神门穴

　　每天睡前用拇指指腹按揉神门穴 5~10 次，力度适中。

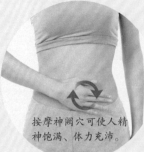

按摩神阙穴可使人精神饱满、体力充沛。

按摩神阙穴

　　用手掌摩神阙穴 1~3 分钟，可顺时针、逆时针各 5 次，力度适中。

多吃**大枣、核桃、桂圆、葡萄**等，对神经衰弱有较好的调理作用。

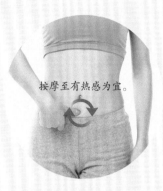

按摩至有热感为宜。

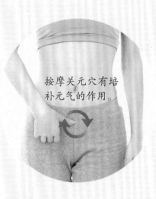

按摩关元穴有培补元气的作用。

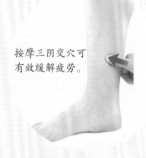

按摩三阴交穴可有效缓解疲劳。

按摩气海穴

　　用中指或拇指指腹按揉气海穴2分钟，力度适中。

按摩关元穴

　　用拇指指腹按揉关元穴2分钟，力度适中。

按摩三阴交穴

　　用拇指指尖按压三阴交穴1~3分钟，力度逐渐增大。

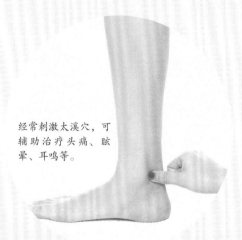

经常刺激太溪穴，可辅助治疗头痛、眩晕、耳鸣等。

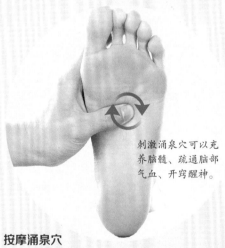

刺激涌泉穴可以充养脑髓、疏通脑部气血、开窍醒神。

按摩太溪穴

　　用拇指指腹点按太溪穴50次，力度要以有酸痛感为度。按摩太溪穴具有滋补肾阴、降火的作用。

按摩涌泉穴

　　用拇指按压涌泉穴，或者用拇指揉动涌泉穴3~5分钟，力度稍大。

自我调理

　　神经衰弱自我调理对于症状缓解很重要。患者在日常生活中要保持乐观的情绪，保证充足睡眠，适当运动，多与他人交流，劳逸结合。

小腿抽筋

小腿抽筋是因为神经肌肉异常兴奋引起腿部肌肉或肌群痉挛，发病时疼痛比较剧烈，可持续数秒或数十秒，常见原因主要有寒冷刺激、肌肉连续收缩过快、出汗过多、疲劳过度等。

桑葚枸杞茶

桑葚、黄芪、枸杞子各25克，钩藤15克。以上材料放入锅中，熬汤去渣饮用，一周2次，可养阴补血、调理气血，适合腿部抽筋的人食用。

对症按摩

· 按摩委中穴、阴陵泉穴，可祛风活血；按摩足三里穴可疏经通络、祛风除湿、防病保健；按摩阳陵泉穴可舒筋、壮筋、通络；承山穴是缓解小腿肌肉痉挛的常用穴位，常按摩承山穴，具有舒筋活血的作用。

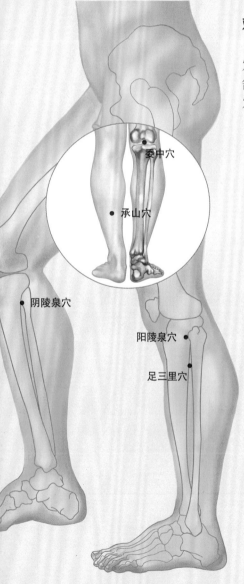

穴位骨骼图

委中穴具有很强的祛风、活血、清热、解毒的作用。

按摩委中穴

用拇指用力掐揉委中穴10次，以能耐受为宜。

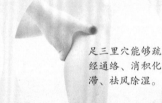

足三里穴能够疏经通络、消积化滞、祛风除湿。

按摩足三里穴

用拇指点按足三里穴1~3分钟，两侧可同时进行。

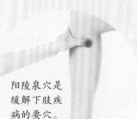

阳陵泉穴是缓解下肢疾病的要穴。

按摩阴陵泉穴和阳陵泉穴

用拇指点按阴陵泉穴20次，同时食指放在阳陵泉穴按压。

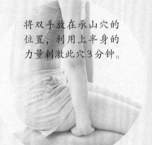

将双手放在承山穴的位置，利用上半身的力量刺激此穴3分钟。

按摩承山穴

用拇指指腹按揉承山穴1~2分钟，可采取跪坐姿势。